기적의
마늘 건강 요법

가토 요시오_지음 · 박남수_옮김

아이템북스

읽기 전에

    이 책은 내가 지금까지 마늘과 살아온 발자취이며, 그에 대한 결정이기도 합니다.
  현재 마늘에 관한 책은 여러 종류가 나와 있습니다. 그러나 여러분이 꼭 알아야 할 요법에 대해서는 별로 언급이 없는 듯합니다. 그것은 실제로 마늘에 의한 치료를 실천하지 않았기 때문입니다.

  질병이란 말로 치료되는 것은 아닙니다. 많은 사람들이 단념했던 불치의 병도 나는 이 마늘 요법으로 치료하였습니다. 이 요법은 어느 가정에서나 누구나 쉽게 실천할 수 있으며, 또 식물이므로 부작용도 없습니다. 이 『마늘 건강 요법』속에는 오랫동안 나의 쓰라린 경험에서 얻어진 주옥과 같은 사례도 기술하였습니다.

이 책을 몇 번이고 정독하셔서 마늘을 내 것으로 만들어 주십시오. 질병으로 신음하실 때 이 책을 읽게 되면 마치 산에서 길을 잃은 사람이 이정표를 발견한 것처럼 기쁨을 느낄 것입니다.

나는 의사가 아닙니다. 한낱 평범한 야인에 지나지 않습니다. 그러나 나는 전 인류가 마늘로써 건강해지고 즐겁고 명랑한 생활을 영위하기를 간절히 기원합니다.

부디 각 가정마다 이 한 권의 책을 비치하시어 신록처럼 푸르고 찬란한 건강을 지키십시오.

저자 _ 가토 요시오

차례

읽기 전에 _ 4

제1장 마늘의 신비한 약효 _ 9
마늘에서 나타나는 영기靈氣란 _ 11

제2장 마늘 건강 요법 _ 23
제1 마늘 건강 요법 _ 25
제2 마늘 건강 요법 _ 38
제3 마늘 건강 요법 _ 49
제4 마늘 건강 요법 _ 52
제5 마늘 건강 요법 _ 56
제6 마늘 건강 요법 _ 60
기타其他 건강법 _ 61
   1. 냉수를 마셔라 _ 61
   2. 생야채식 _ 62
   3. 허리 하부의 혈행 _ 64
   4. 발바닥 문지르기 _ 66

제3장 병명과 치료법 _ 69
01. 위 _ 71
02. 신장 · 방광 _ 79
03. 간장 _ 83
04. 신경통 · 류머티즘과 근육통 _ 88
05. 당뇨병 _ 95

06. 치아 _ 101
07. 감기 _ 108
08. 편도선염 _ 111
09. 천식 _ 116
10. 치질 _ 123
11. 변비 _ 131
12. 미용 _ 138
13. 무좀 _ 144
14. 표저 _ 152
15. 통풍 _ 156
16. 티눈 _ 159
17. 대머리 · 거웃陰毛 _ 162
18. 정력 · 성능력 · 불임 _ 169
19. 종기 _ 177
20. 기타 _ 181

제4장 마늘 문답 _ 205
마늘에 관한 여러 질문 중에서
반드시 알아 두어야 할 마늘 상식 _ 207

제5장 우리의 생활과 마늘 _ 219
마늘의 애용으로 공해公害도 극복
체력 증진 그 밖에 좋은 점 _ 221

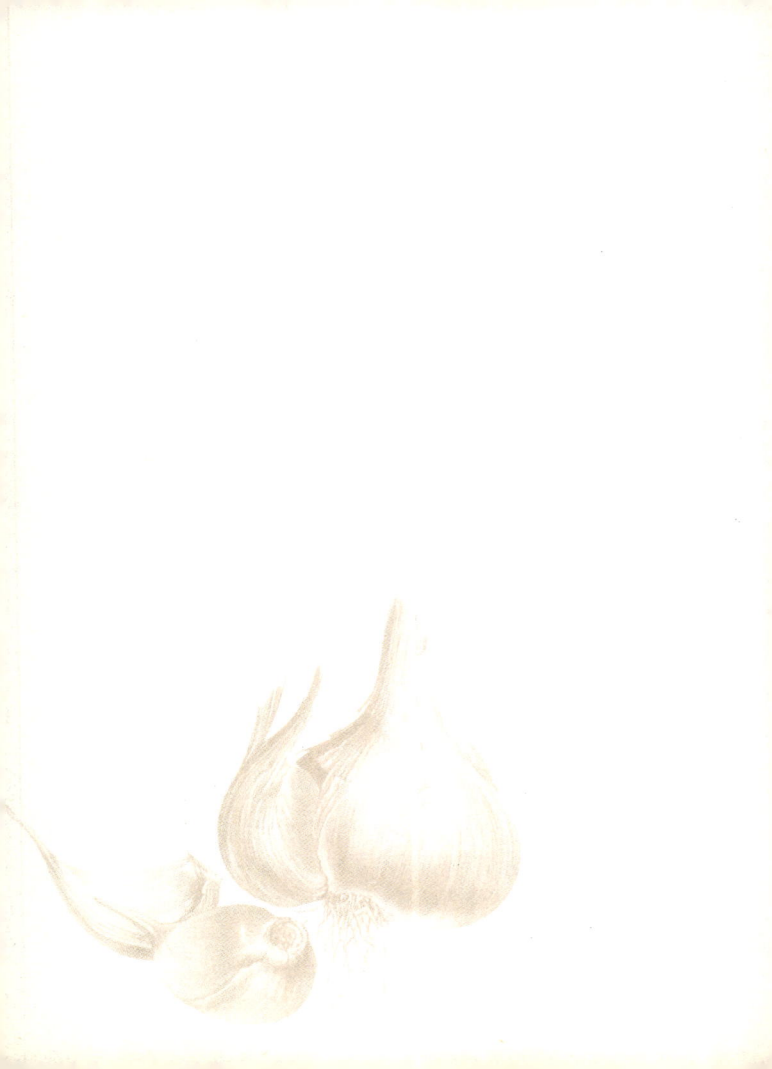

제 **1** 장

마늘의 신비한 약효

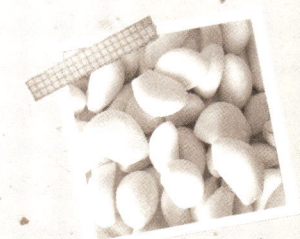

- 마늘은 먼 옛날부터 알려져 왔다.
- 마늘은 만병에 효험이 있다.

마늘에서 나타나는 영기靈氣란

1. 눈에 보이지 않는 것
2. 냄새가 없는 것
3. 열에 약한 것
4. 쉽게 증발해 버리는 것

등 4가지입니다. 이것이 곧 환부를 치료합니다.

마늘은 백합과百合科에 속하며 여러해살이 풀로서 인경鱗莖은 난구형인데 3~4쪽의 작은 인경으로 구분되고 갈색을 띤 오백색의 외피로 싸였으며 앞은 넓고 긴 선형이며 청록색에 분색을 띠고 여름에 높이 60~100cm

의 속이 빈 원추형의 화경이 엽액에서 나와 암자색의 두상화가 산형 화서로 피고 서아시아가 원산지로 중국을 거쳐 한국 · 일본에서 많이 재배되었습니다.

 마늘은 옛날부터 강정, 강장强精强壯 식품으로 정평이 나 있습니다. 동물 실험을 해보면 마늘엔 스코르지닌이란 성분이 있는데, 이것을 쥐에게 먹이고 강제로 헤엄을 치게 하면, 먹지 않은 쥐보다 4배 이상이나 헤엄을 잘 칩니다. 또 고환세포를 현미경으로 살펴보면 먹지 않은 쥐보다 훨씬 다수의 정자精子가 활발히 움직이고 있음이 관찰되었습니다.

 이러한 강장 작용에 의해서 체력이 생기므로 감기에 잘 들고, 더욱이 오래된 감기엔 가래가 멎고 호흡이 편하게 하는 효과도 있습니다. 결핵에는 옛날부터 마늘이 쓰여졌는데 근래에 파스나 스트랩토마이신과 같은 우수한 항균성 약제가 나온 뒤에도 이러한 약제와 스코르지닌의 작용이 상승해서 항균성을 2배~3배나 높여 준다는 사실이 밝혀지고 있습니다. 스코르지닌을 주성분으로 한 주사액은 신경통에 매우 잘 듣습니다.

동물 실험에 의하면 스코르지닌은 혈액 중의 콜레스테롤일종의 혈중지질을 감소시키는 작용을 합니다. 그래서 동맥 경화라든가 고혈압의 예방치료제로써 각광을 받을 것으로 믿습니다. 또한 피부의 말초 혈관을 확장케 함으로써 혈액 순환이 잘 되므로 욕용제浴用劑로 욕조 속에 넣으면 몸이 더워지고 냉증과 신경통에 효과를 발휘합니다.

이 밖에 몸이 더워지므로 불면증에도 잘 듣는데 마늘술을 담가 먹으면 알코올과 상승 작용을 일으켜서 효과를 더욱 발휘합니다.

스코르지닌은 알코올에 잘 녹으므로 보다 유효하게 마늘 성분을 섭취하려면 술을 만들어 먹는 것이 좋습니다.

그 방법은 소주 1.8리터에 마늘 2백g 설탕 2백~3백g을 넣어 밀봉해 두면 3~6개월쯤 지나서 마실 수 있습니다.

이 술 속에 월계수月桂樹의 잎사귀를 넣으면 마늘의 냄새가 없어져 마시기 더욱 좋아집니다. 얼마 전까지만 해도 마늘의 약효는 고약한 냄새에 있지 않나 추측되었으나 이것은 잘못임이 밝혀졌습니다. 스코르지닌의 성분이 망가지면 악취가 나며, 그 악취의 성분은 혈액 중의 헤모글로빈에 작용하여 빈혈을 초래하고 위나 신장에도 장애를 주는 등 오히려 해를 끼친다는 사실입니다. 심한 경우에는 얼굴에 붉은꽃이 피어 곰보가 되기도 합니다. 그래서 마늘을 날것으로 먹을 때는 극히 소량인 것이 좋습니다. 어른의 경우 1일의 식용량은 껍질 벗긴 것 한 쪽 내지 두 쪽 정도가 적당하며, 어린이는 적당히 먹는 것이 좋습니다.

생것보다 먹기도 좋고 유효 성분이 파괴되지 않게 먹는 방법은 껍질째 뜨거운 물에 넣어 15분쯤 삶은 뒤 꺼내 껍질을 벗겨 먹습니다. 마늘은 회충·십이지장충·

요충 등 소화기관 안에 기생하는 기생충에 대해서도 일종의 파괴 작용과 구제 효과가 있는 것으로 알려지고 있으며, 각기병의 치료약인 비타민 B_1을 유효하게 만드는 효과도 있습니다.

이 밖에 다음에 열거한 외에도 마늘은 체내에서 여러 가지 기관과 세포에 활력을 주어 그 기능을 강화하는 한편 생체에 나쁜 영향을 미치는 유해 물질을 해독하는 작용이 있어 현대의 공해병의 유력한 예방약으로 기대하고 있으며, 바르게 사용하면 성인병을 예방하고 어린이의 성장을 돕고 허약한 체질을 강하게 하고, 공해, 유독 식품의 저항력을 높이는 유례없는 현대의 호신식護身食이라 하겠습니다.

마늘은 한방漢方의 『본초本草』학에서 훈신채에 속하며 미味는 신미辛味가 있고, 기氣는 온溫하고 육곡肉穀을 소화시키고 해독합니다.

마늘에는 산마늘과 재배마늘이 있는데 약효는 산마늘

이 좋습니다. 마늘기름을 관장제에 넣어 요충의 구제에 사용하면 특효가 있으며, 닭이나 오리의 뱃속에 넣어서 먹으면 건강에 매우 좋습니다. 특히 위산과다·위무력·간 기능등의 치료약에 특효가 있습니다. 산마늘 중에 돌 사이에 나는 것을 선산이라 하며, 일반 마늘은 대산이라 합니다.

마늘은 중국의 옛 전설에 나오는 신농神農 황제 때부터 있었습니다. 이 황제의 모습은 사람인데 머리는 소의 모양으로 처음으로 나무로 농기구를 만들어 백성들에게 경작법耕作法을 가르쳤다 하며, 또한 여러 가지 풀을 가지고 약제를 만들었다고 합니다.

옛날부터 마늘의 효험은 중국 대륙의 사람들에게 널리 알려져 왔으며, 그 이용도가 높다는 것이 오랜 세월을 통하여 짐작할 수 있습니다.

그런데 우리나라에서도 옛날부터 식용으로 사용했으며 약용으로도 사용했다는 문헌이 전해 내려오고 있습니다만, 그 효험을 잘 알지 못할 뿐만 아니라 사람들은 믿으려 하지 않았습니다.

아마 이는 우리 식생활에 너무 밀접한 관계가 있고, 독특한 냄새가 나기 때문이라고 생각됩니다.

마늘의 효험에 대하여는 여러 가지 이야기가 전해 오지만 다른 한약재만큼 중요시 되지는 않았습니다. 아주 가벼운 약재로 사용되었습니다.

그러나 근래에는 마늘을 대단히 싫어하는 사람들 사이에서도 마늘 붐이 일고 있다고 합니다.

그렇다면 마늘의 진정한 효험은 대체 무엇이겠습니까? 생마늘은 인간의 모든 질병에 효험이 있습니다. 위장병이나 그 밖의 내장 질환, 감기·기침·편도염 등의 목병, 축농증이나 치통·신경통·근육통 등의 모든 병을 마늘은 정복합니다. 대머리에 머리털을 나게 하며 불임증에도 큰 효과가 있습니다. 인류를 공포 속에 몰아

넣는 암도, 고혈압도 마늘에는 당하지 못합니다. 그뿐만 아니라 당신의 체력을 증진하여 스태미나가 돋게 하고, 정력·성력精力·性力을 분기시킵니다.

이와 같이 마늘은 만병을 다스리는 신비한 효험을 가지고 있습니다. 이 신비한 효험은 생마늘을 활용함으로써 당신을 건강한 사람으로 만드는 것입니다.

생마늘은 야채 가게에서 팔고 있으며 병원이나 약국에서 팔지는 않습니다. 아마 한의원에서도 생마늘은 팔고 있지 않을 것입니다. 야채 가게라면 어느 곳에서나 손쉽게 살 수 있습니다.

당신은 이 마늘로써 자신의 체력을 건강하게 만들게 되며, 자신의 병을 스스로 고칠 수 있습니다. 마늘 요법療法이란, 특별한 경우를 제외하고는 거의 가정에서 실행할 수가 있습니다. 그 요법을 설명하는 것이 바로 이 책입니다.

마늘은 백합과百合科에 속하는 식물로 양파의 사촌입

니다. 그러나 그 강렬한 자극성에 있어서는 양파와 비교가 안 됩니다. 시험 삼아 생마늘을 씹어 보십시오. 입 안이 매우 화끈거릴 것입니다. 양파의 자극성과 비교가 안 될 것입니다. 몇 배나 강렬한 그 자극성, 이러한 자극성이 있으므로 해서 마늘은 만병에 위대한 효험을 발휘하게 되는 것입니다. 그러면 이 자극성이 심한 생마늘을 어떠한 방법으로 복용할 것인가?

그 취급 방법에 대한 주의는 『기적의 마늘 건강 요법』 제2장에서 설명하겠습니다.

지금까지는 마늘의 자극을 없애기 위하여 여러 가지 요리법이 연구되어 마늘의 효력을 이용해 왔습니다. 최근에는 마늘을 이용한 약품류도 많은 듯합니다.

그러나 마늘의 특징의 하나로써 마늘에 열熱을 가하면 그 효력이 감소됩니다. 그러니까 그 요리법으로는 약효의 감소를 피할 수가 없습니다.

그렇다고 마늘의 효험이 아주 없어지는 것은 아니니,

마늘 요리에 의하는 것도 대단히 좋은 것입니다. 마늘 요리로 당신의 체력을 증진시켜 보십시오. 그러나 병을 고치는 데는 생마늘뿐이란 점을 아셔야 합니다. 생마늘만이 효과를 1백퍼센트 발휘하는 것입니다.

모든 질병의 원인은 '열과 냉과 균熱·冷·菌'에 의한 것이라고 나는 생각합니다. 단 한마디로 균이라고 하지만, 균은 많은 종류가 있습니다. 여기서는 모두 통틀어 '균'이라고 합니다.

인간이 지닌 질병의 원인은 '열과 냉과 균'이기에 마늘의 효험으로 내장의 활동을 활발히 하고, 체내의 혈액을 청결히 하여 혈액 순환을 활발히 함으로써 체온이 조절되는 것이 건강의 첩경이라고 생각합니다.

마늘의 원산지에 대하여는 몇 가지 설이 있지만 서西아시아나 현재의 이집트가 아닌가 합니다.

오늘날에는 세계 각국에서 널리 재배되고 있습니다. 한국에서는 물론, 일본에서도 전국 각지에서 재배되고 있습니다.

마늘의 학명學名이나 학술적인 성분成分에 대해서는 다른 학술서에 맡기기로 하고, 소위 마늘 냄새라고 하는 악취는 흔히 말하는 마늘유油 때문이라고 합니다.

마늘에는 아일린이라고 하는 결정성분이 있는데, 이 자체는 냄새가 없으나 분해되면 그 특유의 냄새를 발산하는 유상물油狀物 기름과 같은 것이 되고 또, 그로부터의 환원 물질還元物質인 질리알·지슬프릿이란 성분도 강한 냄새를 풍깁니다.

그러나 나의 의견으로는, 마늘의 효험은 냄새가 없고, 눈에도 보이지 않는 부분에 있다고 생각합니다. 그러나 마늘에서 그 부분만을 분리시킨다는 것은 아직 불가능합니다. 그러므로 마늘은 냄새가 나는 것입니다.

그럼 입 안에 마늘 냄새를 남기지 않고 그 마늘의 효험을 살릴 수 있는 마늘 식이 요법은 다음 장에서 설명하겠습니다.

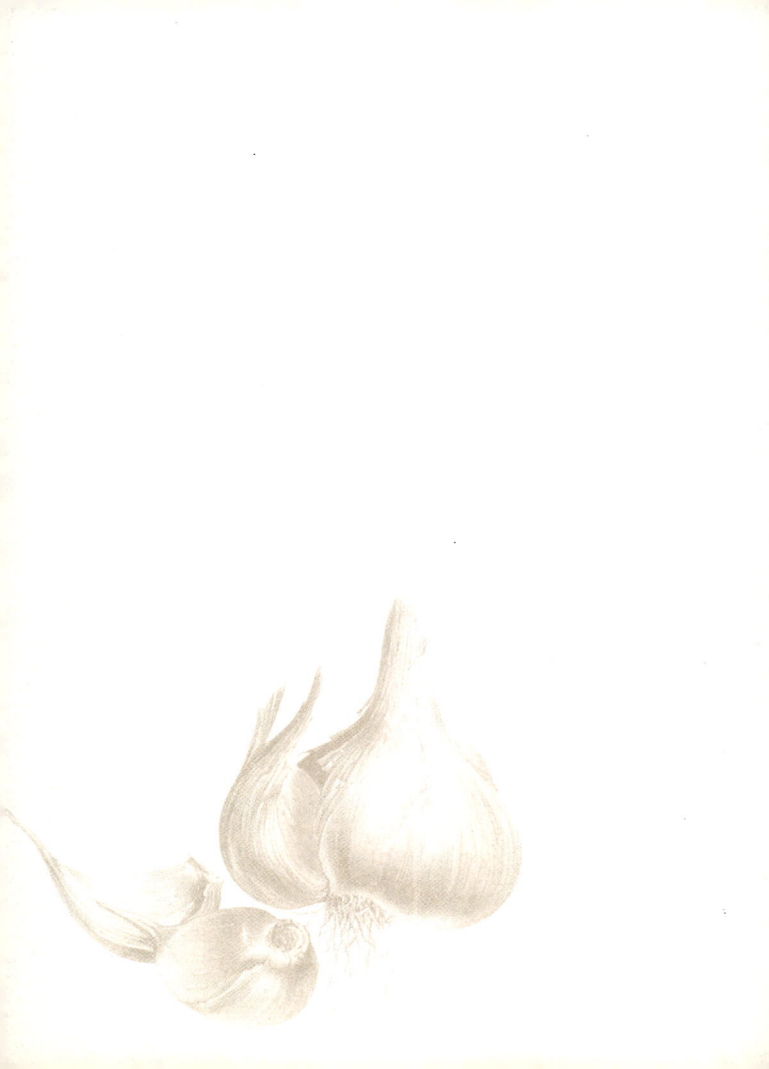

제 **2** 장

마늘 건강 요법

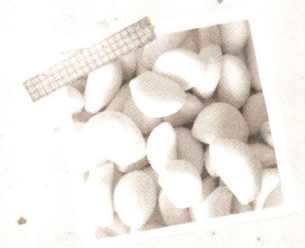

- '제1 건강 요법' 부터 '제6 건강 요법' 까지
- 생마늘의 복용과 사용법 설명

제1 마늘 건강 요법

『제1 마늘 건강 요법』은 입 안에 냄새를 남기지 않는 효과
1백퍼센트인 생마늘의 식용법입니다.

마늘을 강판에 갈아서 오블라토주 : 먹는 약이나 캐러멜
등을 싸는 데 씀. 약국에서 팜에 싸서 먹는 방법으로 그 요령을
설명하겠습니다.

통마늘 한 개에는 보통 6~7개의 작은 마늘쪽이 들어
있습니다. 귤껍질을 벗기면 여러 개의 쪽알이 들어 있는
것과 같습니다. 그럼 이제부터 마늘 한 통과 한 쪽의 구
별을 명심해주시기 바랍니다.

마늘 한 쪽의 껍질을 하얗게 벗긴 다음 그 양끝을 잘
라 버립니다. 이것은 양끝에 딱딱한 부분이 있기 때문입
니다.

덧붙여 말씀드리자면, 마늘은 껍질을 벗긴 것만으로는 손으로 만지거나 혀로 핥아도 위험이 없습니다. 그러나 자른 자리나 강판에 간 것이 닿으면, 염증炎症을 일으킬 염려가 있습니다. 적은 양이라면 걱정 없겠지만 만진 손은 닦든지 씻어야 합니다.

이것은 마늘의 특징이며, 제1장에서 말씀드린 바와 같이 이 강렬한 자극이 마늘의 신통한 효험을 나타내는 것입니다. 마늘은 여체와 같은 것이어서 사용하려면 껍질을 벗겨야 하며, 껍질을 벗긴 흰 마늘쪽은 여체의 속살을 연상케 합니다. 그뿐 아니라 서툴게 다루다가는 화상火傷을 입게 됩니다.

양끝을 잘라 버린 마늘은 강판에 갈아야 합니다. 강판은 눈이 고운 것을 사용하며 손에 무리한 힘을 주어서는 안 됩니다. 곱게 갈수록 효과가 큽니다.

힘을 주지 않고 재빨리 가는 것이 중요합니다. 다음으로 강판에 갈은 마늘을 젓가락 끝으로 집어서 오블라토로 쌉니다. 이때 오블라토를 7 대 3으로 접고 2중二重으로 된 위에 마늘을 얹어서 싸야 합니다. 가급적 재빠르게 싸는 것이 좋습니다. 오블라토는 매우 찢어지기 쉽기 때문에 주의해야 합니다. 익숙해지면 간단히 할 수 있습니다. 오블라토는 약국에서 팔고 있습니다.

강판에 갈은 마늘의 분량은 성인 남자는 보통 마늘 1~2쪽이며 여자는 한 쪽 정도가 적당하고 어린아이는 성인의 반 정도의 분량을 표준으로 합니다.

다음은 먹는 방법입니다. 강판에 갈은 마늘을 오블라토에 싼 것을 먹기 전에, 반 컵 정도의 물로 입과 인후를 축입니다. 다음으로 마늘을 싼 오블라토를 두 컵의 물과 함께 마셔 넘깁니다.

마늘을 먹는 전후에 모두 두 컵 반의 물이 필요합니다. 이것은 매우 중요한 일입니다. 그러니 꼭, 틀림없이 지켜서 실행해야 합니다. 그리고 마늘의 분량도 정량보다 절대로 많아서는 안 됩니다.

물을 마시지 않으면 위를 해칠 우려가 있습니다. 위의 상부는 별로 운동을 하지 않습니다만, 180㎖ 분량의 물을 마시면 위 전체가 가득하게 되어 위의 상부도 활동을 하게 되므로 위가 대단히 튼튼해집니다.

이 '제1 마늘 건강 요법'은 반드시 식후에 실행합니다. 위 속에 먹은 음식물이 적거나, 위가 비어 있을 때는 두 컵 반의 물로써는 부족합니다.

"마늘이 위에 좋다기에 먹었더니 가슴이 타는 것 같아서 혼이 났다. 그래서 아주 그만두었다"고 하는 사람이 있습니다.

이 사람의 가슴이 쓰렸던 원인은, 이 사람이 반드시 식후에 실행하지 않았든지 마늘의 양이 많았든지, 강판에 갈은 마늘을 식후에 복용하였다 하더라도 두 컵 반의 물을 마시지 않았을 것입니다.

식후에 바로 두 컵 반의 물을 마신다는 것은 위가 가득 차게 됩니다. 그래서 습관이 되기까지는 고통을 느끼게 됩니다. 그러나 물은 곧 오줌으로 배설되므로 잠깐만 참으면 되는 것입니다. 그러다 보면 차츰 습관이 생기게 됩니다.

식후에, 이러한 방법을 지켜 실행한 후, 한 5분쯤 지나면 위 속이 뜨겁게 느껴지는 사람이 있습니다. 이것은 마늘이 작용하고 있다는 증거이니 염려할 필요가 없습니다. 그러나 정도가 지나쳐서 위가 쓰리고 견디기 어려운 사람은 다시 물을 마시든가, 그래도 안 될 때는 한 쪽의 빵이라도 먹으십시오. 그리고 다음 먹을 때는 마늘의 분량을 줄인다든가 하여 정도를 맞추시기 바랍니다.

자기 자신의 몸이니 스스로 조절할 수 있을 것입니다. 그러므로 대부분의 사람은 표준량으로 효험을 알게 될 것입니다.

더욱이 마늘에는 눈에 보이지 않는 영기靈氣라는 것이 있습니다. 마늘은 강판에 갈은 후, 여름에는 3분 이내, 겨울이라면 5분 이내에 사용하지 않으면 영기가 증발해 버려서 효과가 없습니다. 부득이 한 경우에는 냉장고에 보관하되 약 30분 정도라면 별 지장은 없습니다.

손가락으로 만져서 보드라우면 아직 유효한 것이지만, 끈적끈적하고 손가락에 붙는 것 같으면 효과는 이미 사라진 것이라 생각하십시오. 만진 손가락은 닦든가 씻어 주시기 바랍니다.

특히 주의할 것은 반드시 냉수로 먹는 것입니다. 마늘의 약효가 열熱로 감소된다는 것은 앞에서 말한 바와 같습니다. 뜨거운 물로 먹는 것은 좋지 않습니다. 물론 차茶도 안 됩니다.

그런데, 마늘은 입에서 나는 냄새가 문제입니다. 그처럼 마늘의 약효를 인정하면서도 사람들이 마늘을 멀리하는 것은 냄새 때문입니다. 그것을 오블라토에 싸서 먹으면 어째서 냄새가 제거되는가?

입에서 나는 마늘 냄새란 것은 먹은 마늘 찌꺼기가 입속에 남아 있기 때문입니다. 아무리 입 안을 물로 씻어 내도 완전히 냄새가 사라지지는 않습니다. 그러므로 오블라토에 싸서 직접 위 속으로 보내 주면 입 안에는 마늘 찌꺼기가 남지 않으므로 마늘 냄새는 나지 않는 것입니다. 호흡이란 것은 폐肺와 연관되어 있는 것이지 위胃와는 관계가 없습니다.

따라서 이 '제1 마늘 건강 요법'에 의한 마늘 냄새는 안심입니다. 그래도 걱정이 되시는 분은 칫솔에 치약을 충분히 묻혀서 입 안을 잘 닦아 주십시오.

이 '제1 마늘 건강 요법'을 계속하는 것만으로 병을 고치고 몸이 튼튼해지며 암이나 고혈압 등을 예방할 수 있습니다. 특히 만성병인 사람에겐 이 장기 요법이 적합합니다. 상세한 것은 '제3장'에서 설명하겠지만 매일 계속할 것을 권합니다.

매일, 식후가 좋겠으나 저녁 식사 후에 한 번만이라도 권장합니다. 만약 저녁 식사 후에 용무가 생겨서 실행이 불가능할 때는 잠자리에 들기 전에라도 좋습니다. 이때에, 예를 든다면, 한 쪽의 빵이나 비스킷 몇 개, 소량의 김밥이라도 먹은 후에 방법대로 이 '제1 마늘 건강 요법'을 실행하여 주십시오. 반드시 물도 잊지 않기를 부탁드립니다. 취침 전의 두 컵 반의 물이란 잠자는 시간에 당신을 화장실에 가게 할지도 모릅니다만, 그 정도는 인내해야 합니다.

이 '제1 마늘 건강 요법'을 매일 실행해 주십시오. 매일이라고는 하지만 간혹 잊을 수도 있겠지요. 여행을 한다든지 술에 취해서 자버린다든지…… 그러나 그 다음날부터는 틀림없이 또 계속하십시오. 때로는 중단하는 수가 있더라도 다시 계속 실행해야 합니다.

나의 말을 듣고, 여행시에도 강판과 마늘, 오블라토를 휴대하는 사람도 있습니다. 내가 요통腰痛을 치료해 준 어느 철강회사의 사장은 평상시에도 가방 속에 항상 마늘과 강판을 넣어 가지고 다니며 만나는 사람마다 마늘 선전을 해 주었습니다. 참으로 특이한 사람도 있습니다.

좀 뭣한 이야기입니다만, 입 안에 마늘 냄새를 남기지 않는 '제1 마늘 건강 요법'일지라도, 아래로 배설되는 변에는 다소 마늘 냄새가 납니다. 그러나, 이것은 수세식 화장실의 경우라면 간단히 해결될 수 있습니다.

내가 아는 작가 선생作家先生이 위장이 나빠서 의사의 진단을 받았습니다. 진찰한 의사가 말하기를, "당신의 위장은 보통 사람과는 다릅니다. 이것을 치료하려면……."
하고는 다시 말을 이었습니다.

"마늘을 갈아서 오블라토에 싸서 잡수십시오."

의사 선생이 마늘을 권장하였던 것입니다. 그 후 진찰을 받은 작가 선생이 말하기를,

"위장이 튼튼해졌을 뿐만 아니라 마늘을 먹기 시작한 후로는 피로감이 없고, 겨울에도 감기에 걸리지 않는다."
고 했습니다.

이 말을 들었을 때 나는 마늘 '제1 마늘 건강 요법'이 다소 세상에 알려졌다고 생각했습니다. 다른 사람과 우연히 동일한 착상着想을 하게 되는 수도 있겠지만, 강판에 갈은 마늘을 오블라토에 싸서 먹는 방법은 이미 26년 전에 내가 발명해 낸 것입니다.

전쟁이 끝난 직후였습니다. 그 당시 4살이었던 나의 큰딸이 독감에 걸렸습니다.

열이 오르고 몹시 괴로워했습니다. 마늘을 먹이면 나을 것이지만, 어린아이라 잘게 썰거나 강판에 간 것도 도저히 먹지를 않습니다. 그래서 생각 끝에 강판에 갈은 마늘을 오블라토에 싸서 물로 먹는 방법을 생각해 낸 것입니다. 딸은 아무 어려움 없이 마늘을 먹었습니다. 냄새가 나지 않는 마늘을 먹는 방법을 아이가 나에게 가르쳐 준 것입니다. 이 일이 힌트가 되어 연구한 결과, '제1 마늘 건강 요법'의 방법을 확립하게 되었습니다. 강판에 갈은 마늘을 오블라토에 싸는 것쯤은 아무나 생각할 수 있다고 말하는 것은 '콜럼버스의 달걀'을 모르는 분입니다. 콜럼버스는 말하였습니다.

"사람이 행한 후에는 누구라도 할 수 있다고 한다."라고.

자만하는 것은 아닙니다만, 나는 마늘의 연구와 치료에 대하여 자부심을 갖고 있습니다. 여러분이 마늘 요법으로 건강해지는 것이 나의 염원입니다. 나는 지금 조그마한 회사를 경영하고 있습니다만, 말이 사장이지 대장간의 주인에 지나지 않습니다. 우리 종업원들은 나를 보고 "마늘에 미친 사람"이라 하며, "우리 사장은 마늘귀신이 붙었다"고 어이없다는 표정을 짓습니다. 내가 본업을 소홀히 하고 마늘에 매달리기 때문입니다.

나는 이전에 '알려지지 않은 영약靈藥'이라는 이름으로 마늘에 대한 책을 자비 출판한 적이 있습니다. 이것은 일반에게 시판市販하지 않고 일부를 전국일본의 도서관에 기증하였습니다. 나 외에도 마늘에 대해 연구하시

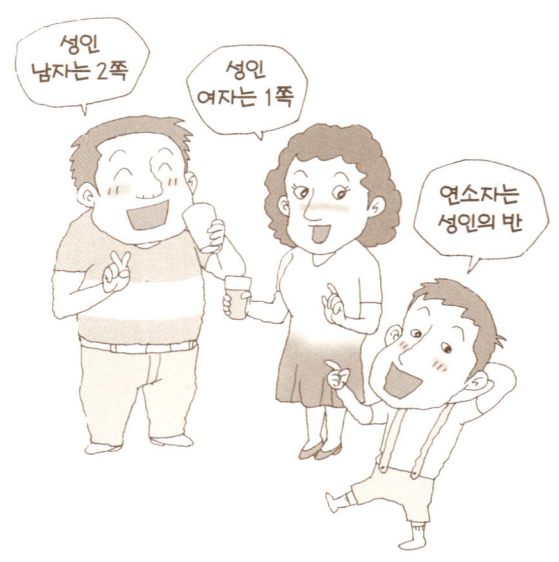

는 저명한 분들이 있습니다만 그분들 중에는 나를 찾아와서 그들의 저서 중에 분명히 나의 책을 인용하였다고 양해를 구하는 분도 있었습니다.

이러한 말을 하는 까닭은 내가 자만하고자 하는 것이 아니고 마늘을 신용하시라고 하는 것입니다. 마늘은 여러분을 건강하게 해 줍니다.

마늘만으로 2만 명의 환자를 치료해 온 내 말을 믿어 주십시오. '제1 마늘 건강 요법' 이야말로 마늘 요법의 첫걸음이며 '가정 요법' 입니다.

입에 냄새를 남기지 않는 '제1 마늘 건강 요법' 을 요약해 보겠습니다.

1. 반드시 식후에 실행한다.
2. 껍질을 벗긴 쪽 마늘의 양단兩端을 잘라 버린다.
3. 이 마늘을 눈이 고운 강판에 곱게 간다.
4. 강판에 갈은 마늘을 오블라토로 싼다.
5. 표준량은 성인 남자는 2쪽, 성인 여자는 1쪽, 연소자는 성인의 반 정도로 한다.
6. 먼저 반 컵의 물로 입 안이나 목을 적신다.
7. 다음 오블라토에 싼 마늘을 입에 넣고 물과 함께 마신다.
8. 이때 두 컵의 물을 마신다.

제2 마늘 건강 요법

『제2 마늘 건강 요법』이란 마늘장아찌를 먹는 방법과 담그는 방법을 설명하겠습니다.

 내가 여러분의 가정에 자신을 가지고 꼭 권하고 싶은 것이 이 요법입니다. 그러므로 이 항목은 가급적 자세히 설명하겠습니다.

 장아찌이기 때문에 생마늘이라고는 할 수 없을지 모릅니다. 병을 치료하는 데는 생마늘이 으뜸이라 하면서 마늘장아찌를 등장시킨 것은 이 '제2 마늘 건강 요법'이 '제1 마늘 건강 요법'을 보충하는 것이기 때문입니다. 다음 장章에서 질병의 설명을 할 때에 '제1 마늘 건강 요법'과 함께 등장하므로 '제2 마늘 건강 요법'이라 부르는 것입니다.

그리고 또 한 가지, 내가 연구한 이 '마늘장아찌'는 입 안에 냄새를 남기지 않습니다. 그것도 오블라토에 쌀 필요도 없이 그대로 얇게 썰어서 반찬으로 먹어도 냄새가 나지 않습니다. 이 점에서는 '제1 마늘 건강 요법'과 같이 수고를 끼칠 것도 없고 그대로 먹을 수 있다는 점에서 '제1 마늘 건강 요법' 보다 좋습니다.

  그리고, 그 효과도 '제1 마늘 건강 요법' 정도는 안 된다 하여도 거의 같은 효험을 가지고 있습니다. '제1 마늘 건강 요법'의 룰을 지키고 그 위에 여러 가지 궁리를 해 보아도 아직 위가 꾸르륵거리는 사람은 상당히 깊은 증상이라고 할 수 있습니다. 또 만성병으로 몸이 극도로 쇠약해진 사람에겐 우선 이 '제2 마늘 건강 요법'으로 위를 마늘에 익숙하게 하고 병세의 악화를 막은 다음에 '제1 마늘 건강 요법'으로 바꾸는 것도 한 방법입니다.

  더욱이 '제1 마늘 건강 요법'과 '제2 마늘 건강 요법'의 병용은 이상적인 '마늘 건강 요법'입니다. '제2 마늘

<u>건강 요법</u>' 인 마늘장아찌는 어찌하여 마늘 냄새가 나지 않는 것일까? 이것은 된장에 마늘 냄새가 옮겨지기 때문입니다. 그러므로 용기容器의 뚜껑을 여는 순간 강한 마늘 냄새가 풍깁니다.

마늘을 꺼내어 물로 된장을 씻어 낸 다음, 마늘만을 접시에 담아 놓으면 마늘을 싫어하는 사람일지라도 아무 말이 없을 것입니다. 전혀 마늘 냄새가 나지 않기 때문입니다. 맛이 좋은 훌륭한 반찬이 됩니다. 먹기를 싫어하는 사람에게 억지로라도 먹여 보십시오. 반드시 "괜찮은데"라고 말할 것입니다.

보통, 한 끼에 두 쪽 정도, 엷게 썰든지 그대로 먹어도 좋습니다. 다만 중환자에게 약으로 먹게 할 때는, '<u>제1 마늘 건강 요법</u>' 의 요령으로 강판에 갈아서 냉수나 미지근한 물에 타서 먹입니다. 이 경우에 한하여 냉수에 가까운 미지근한 물은 허용합니다.

이 방법 이외에도 마늘장아찌를 담그는 방법이 있습

니다.

가정에서 마늘장아찌를 만들어 보겠다는 분을 위하여 '마늘장아찌 제조 방법'을 설명하겠습니다.

1. 먼저 적당한 분량의 통마늘을 쪽마늘로 쪼갭니다.
2. 마늘 껍질을 벗겨 흰 쪽 마늘로 하여 그 양끝을 칼로 잘라 버립니다. 이 방법은 '제1 마늘 건강 요법'과 같으며, 마늘을 취급할 때의 주의 사항을 상기하십시오. 마늘장아찌를 담글 분량이므로 다소 양이 많아질 것입니다. 이 마늘을 맨손으로 만지면 손가락이나 손바닥이 따가울지도 모릅니다. 되도록이면 맨손이 닿지 않도록 비닐이나 고무장갑을 사용하시면 좋습니다.
3. 끝을 잘라 낸 쪽마늘을 소쿠리에 담아서 물로 씻은 다음, 자리나 비닐 그 밖의 적당한 판을 깔고 한나절 동안 그늘에서 건조시킵니다.
4. 마늘장아찌를 담글 용기를 준비합니다. 마늘장아

찌통은 아무것이나 알맞은 크기면 되겠습니다. 대략 5리터 들이가 적당하겠습니다. 유리나 플라스틱 용기는 내부가 보이기 때문에 매우 편리합니다.

5. 용기의 반입니다. 반을 1백 퍼센트로 치고, 그 60퍼센트가 된장, 40퍼센트가 맛간장의 비율로 용기 속에 넣어서 잘 혼합되도록 젓습니다. 된장과 맛간장은 상품上品을 사용하십시오.

6. 된장과 맛간장을 혼합한 속에 그늘에서 건조시킨 마늘을 넣습니다. 그런데, 마늘의 분량은, 마늘이 들어갔기 때문에 내용물이 훨씬 많아졌을 것입니다. 그래서 마늘의 분량을 정합니다. 용기의 용량을 1백퍼센트라 칩니다. 마늘을 넣어서 위로 올라온 내용물을 용기의 85퍼센트의 양으로 합니다. 이때, 된장과 맛간장의 혼합즙混合汁의 상면이 쌓인 마늘보다 약 5밀리미터 정도 높게 합니다. 이런 상태로 되는 것이 된장 속에 넣을 마늘의 분량입니다.

마늘은 직접 공기에 노출시키면 안 됩니다.

(가) 마늘 위에 항상 5밀리미터 정도의 혼합즙된장과 간장
이 있을 것.
(나) 용기의 상면과 내용물의 상면이 이루는 공간이 용기
전체의 15퍼센트가 되게 하는 것이 비결입니다.

이렇게 마늘을 장에 담가서 뚜껑을 밀봉하고 8개월 동안 기다립니다. 8개월간 숙성시킨 후에야 '제2 마늘 건강 요법'의 마늘장아찌가 완성되는 것입니다.

이 책에서 설명하는 제조 방법은, 내가 이전에 발표한 제조법에 비하면 약간 간편하게 되어 있습니다. 그러나 맛이나 효력效力은 이 편이 양호합니다.

그런데, 주의 사항이 있습니다.

용기 속에서 된장과 맛간장의 혼합즙 표면에 곰팡이가 생기는 일이 있습니다. 이런 때는 곧 곰팡이만을 깨끗이 걷어 내 주십시오. 얇은 주걱이나 빳빳한 종이판板 같은 것으로 걷어 내면 좋습니다. 이때에 감소된 된장은 규정대로의 분량 85퍼센트까지 보충하여 주십시오.

또 한 가지, 가스를 뽑아내야 할 주의 사항이 있습니다. 마늘장아찌를 담가 놓으면 용기 속에서 발효 작용이 일어납니다. 곡류로 술을 빚을 때에도 발효라는 화학 작용이 일어납니다.

그러나 여기에서 발효를 강의하는 것은 아닙니다. 요는 마늘장아찌를 담가 놓은 용기 안에서 발효 작용으로 인하여 가스가 발생해서 이 가스가 마늘을 된장 속에서 공기 중으로 솟아나게 합니다. 이 마늘이 공기와 맞닿게 되면 마늘이 썩게 됩니다.

그리고 한 개가 썩으면 차례로 감염됩니다. 그대로 두면 표면의 마늘뿐만 아니라 된장 속에 잠겨 있는 마늘까지 부패할 우려가 있습니다.

그렇다면 어떻게 하면 이 재해를 예방할 수 있는가. 마늘을 상하지 않게 하기 위하여 귀찮지만 가스를 뽑아내는 작업을 해야 합니다.

한 달에 한 번, 용기의 뚜껑을 열고 주걱이나 손으로 용기를 흔들어 용기 속의 가스를 빼내는 것입니다. 용기 속의 가스를 저어서 용기 밖으로 내쫓는 것입니다. 그 다음에 다시 뚜껑을 덮습니다. 만약, 이때에 된장이 감소되어 있다면 규정대로의 85퍼센트로 보충해 줍니다.

그리고, 이때 상한 위층의 마늘을 제거해 버리면 아래층의 성한 마늘은 더 이상 썩지 않게 됩니다.

아직, 가스가 발생하지 않았다 하더라도 가스를 제거하는 작업은 매달 실시해야 합니다. 절대로 게을리해서는 안 됩니다. 이것은 마늘장아찌를 성공시키는 키포인트입니다.

된장과 맛간장의 혼합즙은 빛깔을 가지고 있습니다

만, 진한 흑색은 아닙니다. 마늘이나 혼합즙이 진한 흑색으로 되었다면 이 마늘장아찌는 실패입니다. 마늘을 씹어도 씹히는 맛이 없습니다.

잘 된 마늘장아찌는 마늘 색깔이 물엿빛飴色을 띠고 씹으면 싱싱하게 씹히는 맛이 있습니다.

그런데, 곰팡이와 가스를 제거하는 작업 외에, 또 하나 주의할 것이 있습니다.

마늘장아찌를 담근 용기는 밀봉되어 있지만, 그러나 때로는 수분이 증발하는 수가 있습니다. 증발하게 되면 혼합즙이 줄어듭니다. 장이 줄어들게 되면 역시 마늘이 공기 중에 노출하게 되므로 이때에도 혼합즙을 보충하지 않으면 안 됩니다. 그리고 마늘이 항상 혼합즙의 5밀리미터 정도 아래에 있도록 해야 합니다.

그러면 마늘장아찌의 효능에 대해 말씀드리겠습니다.

첫째로, 보혈 효력補血效力이 있습니다. 마늘장아찌를 상용하면 건강한 피가 증가합니다.

둘째로, 체온을 보존합니다. 냉증이 있는 분들에게는 체온을 높이고 따뜻하게 해줍니다.

셋째로, 소화제로서 효력이 있습니다. 보통 소화제에 비하여 약 30배의 효력이 있습니다. 자기의 대변을 관찰해 보면 소화가 잘 된다는 것을 알 수 있습니다.

마늘장아찌를 얇게 썰어서 식사 때마다 두세 쪽씩 먹도록 하십시오.

어린아이들이 젖을 토하거나 음식물을 잘 먹지 않을 때는 이 마늘장아찌를 한 알 강판에 갈아서 즙을 내어 한두 방울을 우유에 타서 먹이십시오. 토하는 증세도 가라앉고 식욕도 증진됩니다.

어른이라도 식욕이 없을 때나, 환자에게 좋습니다. 물 한 컵에 세 쪽의 마늘장아찌를 강판에 갈아서 넣습니다. 젓가락으로 저어서 무명이나 삼베로 걸러 마시도록 해 보십시오.

이렇게 하면 죽도 마실 수 있게 되고 식욕도 증진합니

다. 특히 만성인 신장병이나 위병에 효능이 있습니다. 이와 같은 방법으로 마늘장아찌를 장기간 복용하여 병을 고친 사람도 많습니다. 마늘장아찌는 남에게 마늘 냄새를 풍기지 않는 마늘의 처리방법입니다. '제1 마늘 건강 요법'은 마늘을 먹기 쉽게 한 요법이지만, 그래도 입에 맞지 않는 사람은 이 '제2 마늘 건강 요법'으로 충분한 효과가 있습니다.

간단한 복통·감기·설사 등은 마늘장아찌 한 쪽으로 낫습니다. 병이 싹트지 못하도록 평소에 마늘장아찌를 즐겨 드십시오. 병을 예방하는 데 상비약이 될 수 있습니다.

이것은 여담입니다만 씻어 낸 된장을 그대로 버리기에는 아까운 것입니다. 마늘 냄새를 그다지 싫어하지 않는 분이나, 마늘 냄새를 처리할 수 있는 분은 이 된장도 활용하여 주십시오. 된장찌개에 조금만 넣어도 한층 맛을 더합니다.

제3마늘 건강 요법

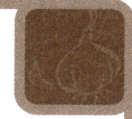

『제3 마늘 건강 요법』이란 강판에 갈은 마늘을 환부에 발라서 상처를 치료하는 방법입니다.

오블라토에 싸서 복용하는 '제1 마늘 건강 요법', 마늘장아찌의 '제2 마늘 건강 요법'을 내복內服이라고 하면, 이것은 외용外用이라고 말할 수 있을 것입니다. 예를 들면 무좀이나 표저·생인손·생인발 등을 이 '제3 마늘 건강 요법'으로 치료합니다.

그러나 이 '제3 마늘 건강 요법'은 병의 종류에 따라 또는, 증상의 정도에 따라 마늘의 분량에 차이가 생기고, 또 환부에 바르는 마늘이 옆으로 퍼져서 건강한 부분에 닿는 것을 방지할 필요가 있습니다.

강판에 갈은 마늘은 취급을 잘못하면 염증을 일으킬

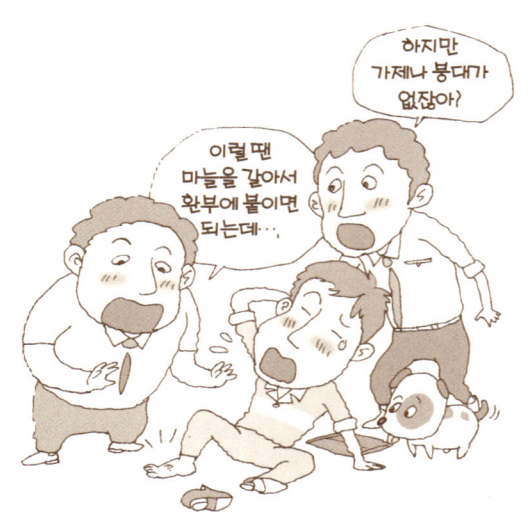

우려가 있기 때문입니다.

강판에 간 마늘을 환부에 붙인다 하더라도 붙인 그대로 방치하는 것이 아니고, 이를테면 다음 장章에서 설명할 무좀에서와 같이 강판에 간 마늘을 환부에 붙이고, 붙인 위에 가제나 유지油紙를 얹고 붕대를 매든지

합니다.

  그 밖에 여러 가지 처리법이 있습니다만, 그것은 각기 병질에 따른 항項에서 설명하기로 하겠습니다. '제3 마늘 건강 요법'을 요약해 보면, 강판에 갈은 마늘을 환부에 붙이는 요법입니다만, 질병에 따라 같은 '제3 마늘 건강 요법'에서도 처리에 차이가 있으므로 주의하시기 바랍니다.

제4 마늘 건강 요법

『제4 마늘 건강 요법』이란, 생마늘을 자른 부분으로 환부를 문질러 치료하는 방법입니다.

잘라 낸 자리에서 즙이 나옵니다. 보일락 말락 하는 정도입니다만 이것을 환부에 문지르는 것입니다. 앞에서도 말씀드린 바와 같이 껍질을 벗긴 것만으로는 냄새도 없고 염증도 일으키지 않습니다. 그러나 이로 씹어 부수면 심한 자극이 발생하며 온 입 안이 화끈거립니다. 마늘을 자른다는 것은 이에 해당합니다. 그 자른 자리에는 역시 자극성이 있습니다. 자극은 즉, 마늘의 영기靈氣입니다. 마늘의 영기靈氣란 것은,

① 눈에 보이지 않는 것
② 냄새가 나지 않는 것

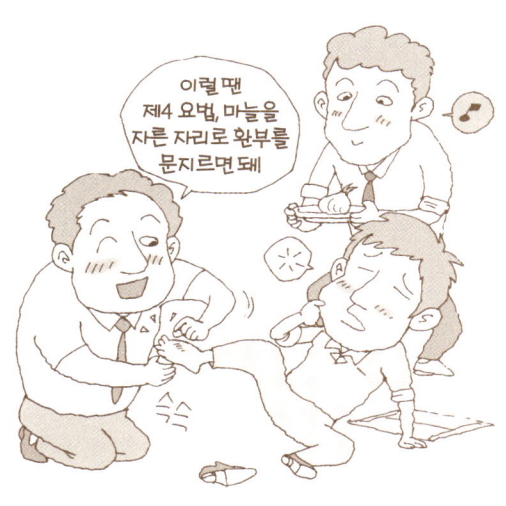

③ 열熱에 약한 것

④ 곧장 증발해 버리는 것

등 네 가지입니다. 이것이 환부를 치료해 줍니다.

그러나 누차 말씀드립니다만 마늘의 영기란, 눈에 보이지 않는 것으로써 여름에는 3분, 겨울에는 5분 만에 소멸됩니다. 그러므로 한 번 자른 것으로 언제까지나 문질러 보아야 효과는 없습니다. 몇 번 문지르면 마늘을 다시 잘라 새로운 부분을 만들 필요가 있습니다.

한 쪽의 마늘을 유효하게 이용하려면 마늘을 아주 엷게 잘라 내야 합니다. 요는 마늘을 잘라 내어 그것으로 환부를 문지르고 또 깎아서 새로운 것을 만들어 환부를 문지르고…… 이 일을 되풀이한 다음에 물수건으로 씻어 내는 것입니다. 더운물로는 안 됩니다. 애써 침투시킨 마늘의 영기는 사라지고 맙니다.

어느 정도나 문질러야 하느냐 하는 것은 병의 종류나 증상에 따라 다릅니다.

이 '제4 마늘 건강 요법'은 '제3 마늘 건강 요법'과 비슷합니다. 다 같이 직접 환부에 작용시키는 요법이지만 '제3 마늘 건강 요법'이 '제4 마늘 건강 요법'보다 효능이 강렬합니다. 그러므로 자른 것으로 문지르는 요법은 강판에 갈은 마늘 요법에는 미치지 못한다는 결론입니다.

 '제3 마늘 건강 요법'으로 치료하지 않아도 될 가벼운 환부에는 '제4 마늘 건강 요법'으로 치료합니다. 작은 종기, 가벼운 근육통 등에 효과가 있습니다.

 다시 요약하면 '제4 마늘 건강 요법'은 마늘을 자른 것으로 환부를 문지르는 것입니다.

제5마늘 건강 요법

『제5요법』이란 강판에 갈은 마늘을 물에 타서 마늘즙+을 사용하는 방법입니다.

생마늘의 수용액水溶液을 마늘즙이라 합니다만 병의 종류나 증상에 따라 이 마늘즙을 환부에 바르거나, 양치질에 사용하거나, 또는 그대로 마시기도 합니다. '제1 마늘 건강 요법'에서는 강판에 갈은 생마늘을 오블라토에 싸서 복용하였지만 '제5 마늘 건강 요법'에서는 마늘즙을 그대로 사용하기 때문에 마늘 냄새가 남습니다.

마늘즙은 증상에 따라 농도濃度가 다르므로 농도에 대해서는 다음의 '질병' 항項에서 상세히 설명하겠습니다.

마늘즙으로 양치질을 하는 요법은 치조농루 등의 질

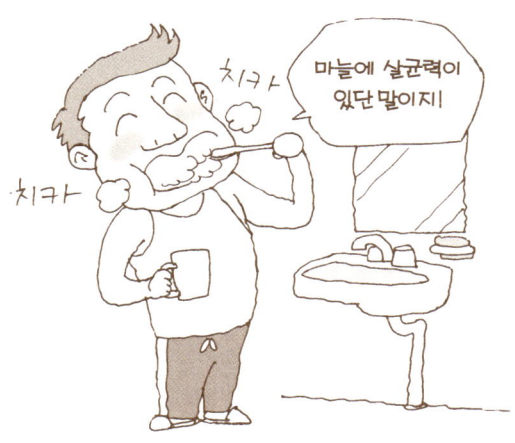

병에 이용하면 효과가 있습니다만, 즙을 마신후에 물로 몇 번이고 양치질을 해야 합니다.

마늘에는 살균력이 있습니다. 마늘에 함유되어 있는 아일린이라고 하는 유상 물질油狀物質을 2백 배의 물에 녹인 수용액 속에 장티푸스균을 넣으면 5분 동안에 사멸된다는 연구 결과가 나와 있습니다. 또, 마늘을 짠 액을 30~40배의 물에 타서 여러 가지 세균을 배양하고 있는 배양기培養基 속에 섞어 넣어 주면 이들 세균이 발육과 번식을 중단한다는 연구 보고도 나와 있습니다.

어쨌든, 아일린은 마늘의 성분이기 때문에 강판에 간 마늘을 물에 녹인 수용액, 마늘즙 속에는 당연히 살균력이 있습니다. 그것을 활용하는 것입니다.

이런 말을 덧붙이는 까닭은 마늘즙의 효험이 얼마나 위대한 것인가를 다시 설명하고 싶었기 때문입니다. '제5 마늘 건강 요법'은 마늘즙을 이용하는 요법입니다.

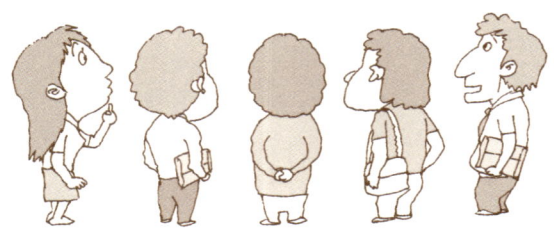

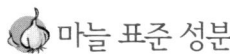 마늘 표준 성분

폐기물		25%
칼로리		84Cal
수분		77g
단백질		2.4g
지방질		0.1g
탄수화물	당질	19.3g
	섬유	0.7g
회분		0.5g
계		100g

무기질		칼슘	18mg
		나트륨	0mg
		인	67mg
		철	1.7mg
비타민	A	A효력	16I.U
		A	0I.U
		카로틴	50I.U
	D		0.1U
	B_1		0.22mg
	B_2		0.08mg
	C		20mg
니코틴산			0.4mg

과학기술청자원조사회 科學技術廳資源調査會

제6 마늘 건강 요법

『제6 마늘 건강 요법』이란 플로레벤이라고 하는
마늘 수용액 분사기水溶液噴射器로 치료하는 것입니다.

마늘의 수용액을 분무 상태噴霧狀態로 하여 인체에 뿜어서 피부 속으로 마늘을 침투, 흡수케 하는 것입니다. 이 방법에 의하면 환부에 있어서 가장 신속한 효과를 얻을 수 있습니다.

'제1 마늘 건강 요법'에서 '제5 마늘 건강요법'까지 실행해 보았으나 완치되지 못한 분이나 만성증인 분, 또는 중병인 분은 이 방법으로 치료하지 않으면 안 됩니다.

그러나 '제6 마늘 건강 요법'은 다소의 기구 조작이 따르며, 그 치료 방법 역시 가정 요법을 주목적으로 한 이 책의 취지에는 부합되지 않으므로 이 정도로 해둘까 합니다.

기타其他 건강법

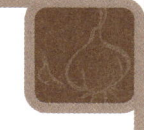

이 건강법은 「제1 마늘 건강 요법」부터
「제5 마늘 건강 요법」까지의 요법을 보충하는 건강법입니다.

1. 냉수를 마셔라

하루에 한 되 반의 물을 마시는 사람에겐 병이 없다……고 합니다. 이 양은 2.7리터입니다. 이러한 분량의 물을 마시라는 것입니다. 이것은 하루 동안에 섭취하는 물의 양입니다.

아이들에게도 충분히 물을 마시게 하십시오. 수돗물로 충분합니다. 약간 차게 하면 잘 마십니다.

나무에 차茶를 주면 나무는 죽고 맙니다. 또 젖소에 차를 마시게 하면 소는 젖이 나오지 않게 됩니다. 그러므로 사람도 차만 마시면 안 되는 것입니다. 천연과 자연의 것에 고마움을 알고 건강법으로써 물을 충분히 마십시오. 물을 마시지 않으면 몸 속에 장구벌레가 생긴답니다.

증류수에는 자연수와 같은 효능이 없으므로 끓인 물이나 일단 끓였다가 식힌 물은 안 됩니다.

2. 생야채식生野菜食

식이 요법에는 여러 가지가 있지만 가장 손쉽고 또한 효과가 좋은 건강법은 '생야채식' 입니다.

고대의 신농 황제 시대의 사람들은 1백50살까지 장수한 사람이 많았다고 합니다. 물론 여기에는 여러 가지 학설이 있어서 당시의 장수설을 부인하는 사람도 있습니다만, 나는 그 시대의 사람들이 실제로 장수했다고 믿습니다. 왜냐하면 원시 시대의 사람들은 산이나 바다에서 나는 자연 그대로의 식물을 먹고 살았기 때문입니다.

그러면 나의 '생야채식'의 먹는 방법을 간단히 소개

하겠습니다.

　먼저 여러 가지의 생야채를 칼로 잘게 썰어서 그것을 그릇에 담아 놓습니다.

　생야채에는 마요네즈나 소스·간장·소금 등의 조미료는 일체 쓰지 않습니다. 만약 조미료를 사용하면 먹는 사이에 야채의 신선함이 없어지며 생야채의 가치도 60퍼센트로 떨어집니다.

　그 대신에 물을 충분히 마십니다. 물이 위 속에 들어가면 섭씨 36도의 체온이 생야채를 데쳐 줍니다. 냄비 속에서 데치는 것과 마찬가지로 생야채는 위 속에서 소화하여 흡수됩니다.

　생야채에는 염분이 없습니다. 먹기 어려운 사람은 따로 맛을 낸 부식물을 준비해 두고 때때로 곁들여 먹도록 하면 좋습니다.

3. 허리 하부의 혈액 순환

체내의 혈액 순환이 좋고 체온이 잘 조절되고 있으면 건강이 좋은 표시입니다.

예를 들어 상체의 피가 1백 미터를 20초의 속도로 흐르고 있는데, 허리부터 아래는 1백 미터를 40초의 속도로 흐르고 있다면 혈액 순환이 밸런스를 잃었다는 것입니다.

그러나, 혈액 순환이 나쁜 사람이나 체온의 균형이 잡히지 않는 사람이 의외로 많습니다. 사람의 신체라는 것은 수족 끝이 냉冷하기 쉬운 것입니다. 특히 발 끝은 가장 차갑고 혈액 순환이 나쁜 부분입니다.

따라서, 건강의 유지에는 허리 아래의 혈액 순환을 활발히 할 필요가 있습니다. 그러자면 허리 아랫부분만을 따뜻하게 하면 혈액 순환이 좋아집니다. 그러나 목욕도 너무 뜨겁거나 전신을 장시간 욕탕浴湯 속에 담그는 것은 오히려 해가 됩니다.

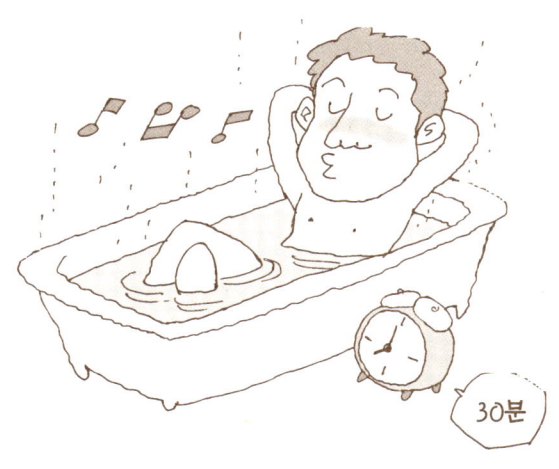

30분

그리고 혈압이 높은 사람은 욕조 속에 들어가지 말라는 설이 있습니다. 그러나 그러한 사람은 보통 온도보다 약간 낮은 온도의 욕조에 들어가면 좋습니다.

보통 욕탕의 온도는 섭씨 43도입니다. 그러므로 허리 아래의 혈액 순환을 활발히 하기 위한 입욕 요법入浴療法을 시행할 때에는 섭씨 40도에서 41도 정도의 욕조에 들어가 있으면 좋습니다.

30분이라면 길다고 생각되겠지만, 노래라도 중얼거리고 있으면 30분쯤은 곧 지나게 됩니다. 욕조 속에서 노래를 부르면 목청도 탁 트입니다. 실로 일석이조의 효과입니다.

허리 아래부분을 따뜻하게 하는데 욕조 속에 의자를 들여놓는 사람도 있습니다. 그런데 감기에 걸리지 않도록 주의해야 합니다. 목욕타월이라도 어깨에 걸치도록 하시면 매우 좋습니다.

또한 이따금 어깨까지 물 속에 잠기도록 해 전신을 따뜻하게 하는 것도 한 방법입니다.

4. 발바닥 문지르기

이 발바닥 문지르기 요법도 '허리 아래 혈액 순환'의 일부입니다. 즉 30분간의 목욕을 마치고 욕조에서 나와서는 솔에 비누를 묻혀 발바닥이 땅에 닿지 않는 부분중

앙 부분과 발가락 끝을 교대로 문지릅니다. 솔은 철물점 등에서 팔고 있는 종려나무 제품의 솔을 사용합니다. 이 건강법에서는 나일론 제품의 솔은 안 됩니다. 종려나무 솔은 끝이 바늘 같아 피부와 살을 자극해서 혈관을 두드러지게 나타나게 합니다.

양발바닥을 1백 번씩 문지르고, 목욕을 마칠 즈음에 다시 욕조에 잠깐 몸을 담갔다가 나와서는 바로 양발목 아래에서 발가락 끝까지 찬물을 붓습니다. 세숫대야 3개의 물이 정량입니다.

30초도 지나지 않아 혈액 순환이 좋아져 발이 훈훈해지는 것을 느낄 수 있을 것입니다.

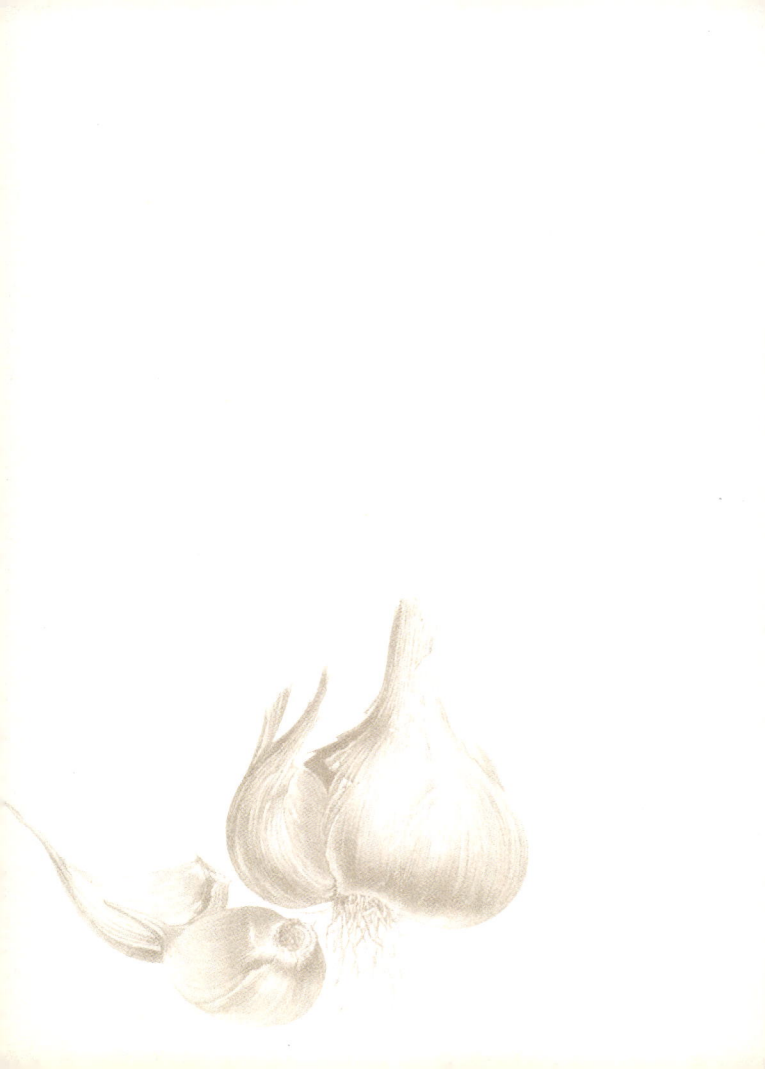

제3장

병명과 치료법

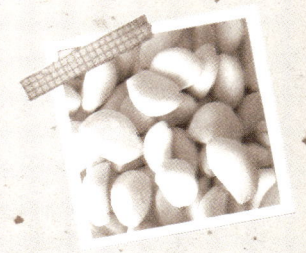

- 누구나 할 수 있는 가정 요법입니다.
- 마늘로 만병을 치료하십시오.

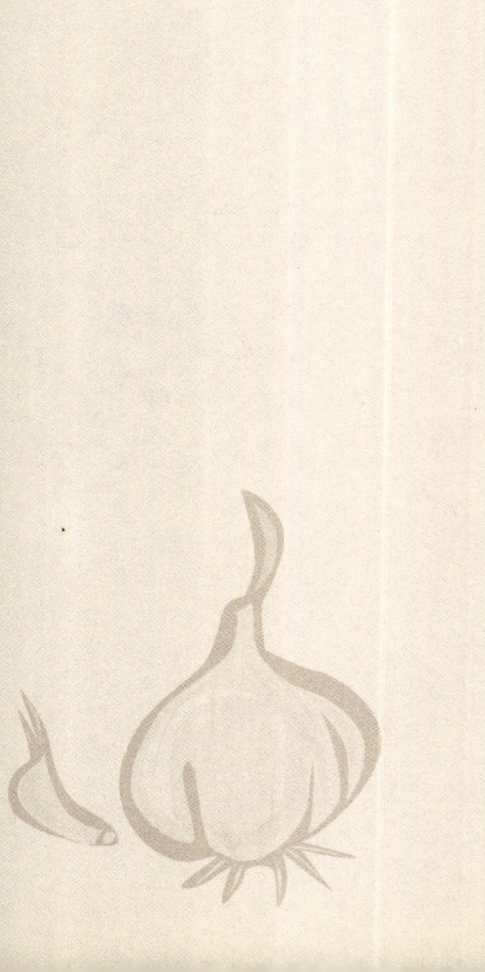

01 위

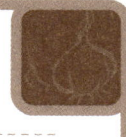

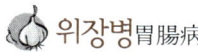 위장병胃腸病

「제1 마늘 건강 요법」과 「제2 마늘 건강 요법」을 병용하여 치료합
니다.註 : 병용한다 함은 각기 1회분의 분량을 합하여 쓴다는 것입니다.

위가 거북하다, 답답하다, 가슴이 후끈거린다, 위가 울렁거린다, 메슥메슥하다…는 등 표현이 여러 가지 있습니다만, 이와 같이 위에 불쾌감을 느껴 본 사람은 많을 줄 압니다. 이런 증상이 만성화된 사람은 위장병을 앓고 있는 것입니다. 그리고 의사로부터 식사 요법 등의 지시를 받았다면 상태가 상당히 악화되었다고 보아야

하겠습니다. 그런데 한마디로 위장병이라고 하지만 병상病狀의 원인은 여러 가지입니다.

위카타르위염 · 위궤양 · 위암 · 위하수 · 위확장 · 위산과다, 위약胃弱 그 외에도 내장의 질환이 위에 영향을 끼치는 경우가 있습니다.

마늘은 이들의 어느 병에도 효과가 있습니다.

'제1 마늘 건강 요법'으로도 효과가 있습니다만 '제2 마늘 건강 요법'을 겸용하면 더욱 좋습니다. 육신환六神丸이란 약이 있었습니다. 유명한 도야마의 약입니다.

청 · 일, 러 · 일의 두 전쟁 때에는 대단한 양이 사용되었습니다. 이 육신환의 정체가 마늘이었던 것입니다. 대단히 곱게 찧었기 때문에 일반 사람들은 그것이 마늘이었다는 것을 알지 못하였습니다. 그 위에 은분을 묻혀서 모양을 냈던 것입니다.

이 육신환의 효과가 위 · 장카타르 · 심장병 등에 효험이 컸던 것입니다. 마늘의 효험은 위장병 등의 여러 병에 옛날부터 뜻있는 사람들에겐 알려져 있었습니다.

위궤양胃潰瘍

「제1 마늘 건강 요법」과 「제2 마늘 건강 요법」을 병용하여 치료합니다.

위궤양은 위의 내부가 짓무르고 필요 이상의 혈액이 모여서 열이 발생합니다. 열이 발생하면 통증을 느끼게 되는 것입니다. 위가 짓물러 있기 때문에 조혈 작용造血作用이 나빠져서 자연히 몸이 쇠약해집니다.

위궤양에는 '제1 마늘 건강 요법'으로 위의 열을 없애고 혈액을 분산시킴으로써 통증을 멎게 할 수가 있습니다. 그리고 '제2 마늘 건강 요법'을 병용하면 보혈 작용補血作用이 되므로 차츰 호전될 수가 있습니다.

위암胃癌

「제1 마늘 건강 요법」과 「제2 마늘 건강 요법」을 병용하여 치료합니다.

암의 정체는 현대 의학으로는 아직 해명되지 않고 있습니다. 나의 견해를 말씀드린다면, 암이란 신체의 어느 부분에 어떤 원인으로 열이 생겨서 혈액이 집중되어 통증을 일으키는 것입니다. 암은 신체의 각 부분에 침투합니다.

암은 절제하지 않고 치료하는 것이 좋은 것입니다. 잘라 버리면 생명을 잃는 수가 많은 것 같습니다.

내 이웃에 사는 B씨는 대지주로 전쟁 중에는 군수공장의 사장으로 3, 4천 명의 종업원을 거느렸던 사람입니다. 지금도 대자본가大資本家입니다만, 하늘은 두 가지를 주지 않는 법인지 건강이 매우 좋지 않았습니다. 위궤양이 악화되어 의사로부터 암이란 선고를 받았습니다. 수술 후에는 아무래도 건강이 여의치 못했습니다. 가슴도 좋지 않아 그 치료도 받고 있었습니다.

나이도 이미 69세였습니다만, 식욕 부진으로 아침부터 밤까지 기분이 우울하여 부인만을 괴롭혔습니다. 그래서 나는 B씨에게 권하는 한편 부인에게도 협조하도록 가르쳤습니다. 그 내용은, '제1 마늘 건강 요법'과 '제2 마늘 건강 요법'을 매일 2회 내지 3회 복용하는 것이었습니다.

1개월 후, 부인으로부터 B씨의 건강이 호전되었다는 기별이 왔습니다.

2개월 후엔 부부가 함께 나를 찾아왔습니다. B씨는 감사드린다고 진심으로 말하였습니다.

"병이 호전되고 건강이 회복되었을 뿐만 아니라, 그…"

B씨는 기적을 보는 듯이 말하였습니다.

"저, 그 사정도 회복이 되었습니다. 이제 여자 같은 건 졸업한 줄로 생각했었는데, 천만에 이것도 다행하게도 살아났습니다. 병을 고친 것에 이것은 뜻밖의 행운입니다. 정말 마늘은 기적입니다."

건강한 사람도 69세라면 정력의 감퇴기입니다. 그러

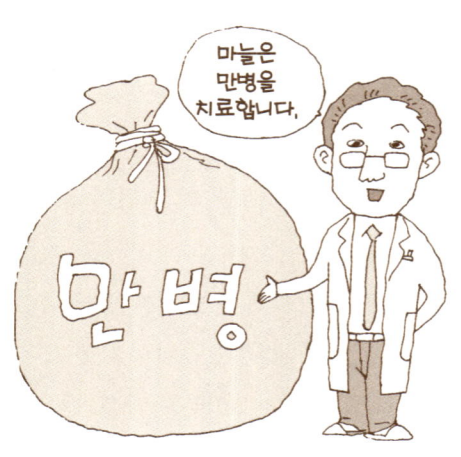

나 B씨의 정력이 회복되었다니 본인의 기쁨도 기쁨이려니와 부인의 환대歡待인들 오죽 컸겠습니까.

그러나 시기를 놓쳐 버리고 침대에서 영면永眠할 때를 기다리는 사람은 이미 치료의 방법이 없습니다. 몸이 썩어진 것은 벽이 무너져서 지붕이 내려앉는 것을 기다리는 것과 같습니다.

한 사례가 있습니다.

50 몇 살의 남자인데 위암으로 국립 암센터에 입원하고 있었습니다. D시의 어느 상점 주인입니다. 그 환자의 따님으로부터 상담을 받았습니다. 대학을 나온 딸이었습니다. 그래서 따님과 함께 문병을 갔습니다.

배가 북같이 되어 유동식을 먹고 있었습니다. 토해 낸 것을 보니 태운 재를 물에 푼 것 같았습니다.

나의 판단으로 때가 늦었다고 생각되었습니다. 그러나 본인에겐 그렇게 말할 수 없었습니다. 또 남의 병실이기도 해서 나는 사양했습니다. 그래서 병원의 옥상으로 따님을 데리고 나와서 '제1 마늘 건강 요법'을 가르쳐 주었습니다.

병원에서 마늘 요법을 가르친 것입니다. 따님은 병원 침대에서 '제1 마늘 건강 요법'을 환자에게 실행한 것입니다.

5일쯤 지나니 위의 통증이 멎었습니다. 환자는 매우

기뻐하며 퇴원하였습니다. 환자의 부인과 따님은 반대하였으나 본인은 통증이 없다면 입원할 필요가 없다고 말하는 것입니다.

퇴원하여 집에 누워 있었으나 곧 사망하였습니다.

퇴원 후에도 몇 번인가 따님으로부터 부탁을 받고 방문 치료를 하여 주었습니다만, 그 부인이 하는 말로 "마늘 선생, 마늘 선생"하고 최후까지 내 이야기를 하더라고 합니다.

위의 통증이 완전히 사라졌으므로 본인은 암이란 것을 깨닫지 못하고 죽은 듯합니다. 이미 때가 늦기는 하였으나 마늘은 이만큼 효력이 있습니다.

02 신장·방광

「제1·제2 마늘 건강 요법」과 기타의 건강법으로 치료합니다.

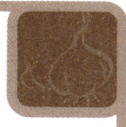

인간은 한 장의 손수건으로 얼굴도 엉덩이도 닦습니다. 참으로 웃음이 날 일입니다. 불결하다는 생각이 들 것입니다.

그런데, 인체의 기관器官에도 이와 비슷한 곳이 있습니다. 오줌과 신장腎臟입니다. 한 쪽은 더럽고 불결한데 한 쪽은 생명의 관건을 좌우하는 중요한 장기臟器인 것입니다.

신장은 인체 안에 불필요한 물질을 몸 밖으로 배설하는 기관으로 혈액을 여과濾過하는 일을 맡아 봅니다. 필요 없는 물질이 물과 함께 몸 밖으로 배설되는 것이 오줌인데, 이것이 방광에 모였다가 3백~5백cc 정도가 되면 오줌이 마렵게 되어 소변을 보게 됩니다.

신장병은 대단히 무섭습니다. 마늘 요법으로 다스릴 수가 있습니다만, 특히 이 병은 평소에 주의가 가장 중요합니다.

신장이 나쁜 사람은 생수生水를 싫어하는 사람이 많은 듯합니다. 그러나 이 병을 앓고 있는 사람은 되도록 많은 물을 마셔야 합니다. 매일 다량의 물을 마신다는 것이 최상의 건강법입니다.

그리고 소변이 자주 나온다는 것은 좋은 현상입니다만, 그것도 정도가 있습니다. 지나치게 소변을 자주 보는 사람은 신장보다도 방광이 나쁘다고 생각하십시오.

방광이 수축하지 않습니다.

방광이 부어 있습니다.

방광이 냉冷하여 있습니다.

이 중 어떠한 것이 원인이라고 생각하셔도 좋습니다.

발이 찬冷 사람은 방광이 냉합니다. 발과 머리頭의 체온이 같은 사람은 밤에 몇 번씩 화장실에 가는 일은 없을 것입니다.

'제1 마늘 건강 요법'과 '제2 마늘 건강 요법'의 병용과 '기타 건강법' 허리 아래의 혈행, 발바닥 문지르기를 실행하여 주십시오.

인공신장이라는 것이 있습니다.

신장을 절제하여 인공신장을 대용한다는 대수술입니다. 이 병은 수술도 큰일이지만 그 후의 일도 큰일입니다. 환자가 있는 가정은 의료비醫療費 때문에 파산하는 수가 있습니다. 그것은 당사자뿐만이 아니라 가족에게도 더할 수 없는 고통입니다.

B시에 한 중년 여성이 살고 있었는데 그는 독실한 기독교인이었습니다. 평소부터 신장이 나빠서 병상을 떠나지 못하는 상태였습니다. 그러나 마늘 요법으로 병세가 호전되어 같은 계열의 교회가 있는 D시로 이사를 하

였습니다.

그런데 이 D시에는 많은 토산물 상점이 있습니다. 그 중에서도 첫번째로 손꼽히는 유명한 상점에 한 따님이 있었습니다.

혼기를 맞은 아름다운 아가씨였지만 신장이 나빠져서 단백질이 부족해졌습니다. 고심하고 있을 때에 B시에서 이사 온 중년 여성이 나를 소개하였습니다.

그 아가씨는 나를 찾아 천리길을 달려왔습니다.

아가씨의 신장은 '제1·제2·제6 마늘 건강 요법'으로 호전되어 마침내 출가하게 되었습니다. 이것이 인연이 되어 그 후, D시에서 5, 6명의 아가씨들이 그녀의 소개를 받고 나를 찾아왔습니다.

부중浮症으로 몸이 부어 검게 타는 사람이나, 얼굴이 검게 되면서 차츰 아래로 퍼지는 사람들은 특히 주의해야 합니다.

03 간장

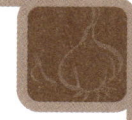

「제1·제2 마늘 건강 요법」으로 치료합니다.

간장은 대체로 인체에서 다음 세 가지 역할을 합니다.

첫째, 소화선消化腺으로써의 역할을 맡아 하루에 5백~1천cc의 담즙을 분비하고, 소장小腸에서의 지방脂肪의 소화와 흡수를 돕습니다.

둘째, 각종의 영양소나 비타민의 저장과 그 이용에 작용하고 있습니다만, 특히 당분을 글리코겐으로 변환시켜 저장하고 필요에 따라 재차 전신으로 보내는 역할, 즉 전신의 에너지를 조절합니다.

셋째, 해독 작용解毒作用을 들 수 있습니다. 몸 밖에서 체내로 들어온 중독성中毒性 물질이나, 체내에서 발생한 유독 물질有毒物質을 해독 처치解毒處置합니다.

이상 세 가지가 간장이 하는 주요한 역할입니다. 그러나 간장은 유해한 물질이나 세균과 접촉하는 기회가 많으므로 때로는 이들에 침범당하여 기능이 저하하는 수가 있습니다. 또는 간장 안을 흐르는 혈관의 혈행 장애 血行障碍가 원인이 되어 염증을 일으키는 경우가 있습니다.

간장병은 피부에 갈색의 얼룩점이 많이 나타나는 것이 특징으로, 때로는 황달이 됩니다. 간장병은 만성화되는 경향이 많고 나의 마늘 요법의 경험에서도 해마다 간장병 환자의 수가 증가하고 있습니다.

간염肝炎은 간장의 기능이 저하하여 해독 처치의 기능을 상실하고 염증이 발생한 것입니다. 간장 안의 혈액 순환 장애가 일어나 충혈充血을 일으켜서 그 자리에서

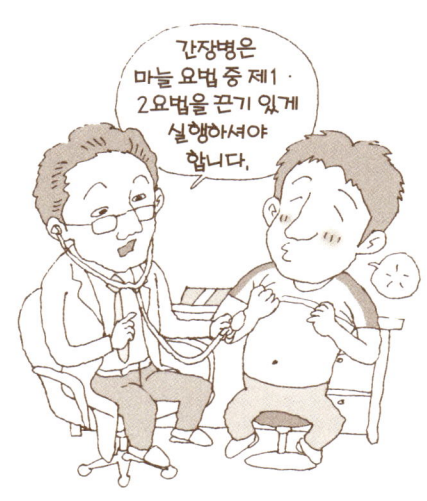

열熱이 발생합니다. 이 여분余分의 '열'을 일반적으로 염증이라고 부르는 것입니다. 식욕 부진·발열·구토증의 증상이 높아져 피부에 얼룩점이나 황달이 됩니다.

간경변肝硬變은 간장이 위축되거나 경화硬化된 상태를 말합니다. 유해 물질의 독소에 영향을 받으면 위축과 경화가 일어납니다. 식욕 부진은 트림이 일어나고 상복부

上腹部가 불러옵니다. 식후에 답답하여 괴로움을 느낍니다. 장기간長期間 황달이 계속되는 경우도 있습니다.

간장이 나쁜 사람은 위장도 나쁜 것 같습니다. 간장만을 치료하려고 하여도 근본적인 치료는 못 됩니다. 먼저 위장을 튼튼히 하는 것이 중요합니다.

간염은 불필요한 여분의 '열'을 제거해야 합니다. 간장내의 충혈된 장소, 즉 피가 굳은 것이 염증이므로 그 염증을 제거하면 됩니다. 다시 말하면 마늘로 혈액을 정화淨化하면 됩니다.

간경변肝硬變은 자신이 진단합니다. 간장을 눌러 보아서 허약한 체질의 사람은 그리 단단한 감을 느끼지 못하지만 건강체의 사람은 간경변에 걸리면 단단한 감을 느낍니다. 간장은 갈비뼈를 따라, 중앙에서 오른편으로 주먹 하나 되는 곳에 있습니다. 간경변의 이유에는 여러 가지 설이 있습니다.

어쨌든 마늘의 복용에 효과가 있습니다. 간장병은 마

늘 요법으로, 그 중에서도 '제1·2 마늘 건강 요법'을 끈기있게 실행해 주십시오.

이러한 사례가 있습니다.

모 TV의 국장님으로 연배의 신사입니다. 이분이 간경변을 앓고 시내 여러 병원을 헤매었습니다. 그러나 회복되는 기미가 보이지 않았습니다. 이분이 어느 주간지에서 나의 마늘 요법의 기사를 읽게 되었습니다.

간장이 나쁘면 몸 전체가 쇠약해집니다. 이분은 분망한 중에도 16번이나 나를 찾아와서 결국 완쾌하게 되었습니다. 이 사실을 알게 된 T주간지에서는 이 국장님을 만나서 간경변을 치료한 기사를 취재하고 마늘의 효과를 동지同誌에 게재하였습니다.

1984년, 1년 동안에 내가 치료한 환자는 약 2천5백 명이었는데, 그 중 간장병 환자가 60명이었습니다. 아마도 간장병은 증가하는 경향에 있는 것 같습니다.

04 신경통·류머티즘과 근육통

「제1·제2 마늘 건강 요법」으로 치료합니다.

류머티즘에도 몇 가지 종류가 있는 듯하나 그 원인은 아직 분명히 밝혀지지 않고 있습니다.

세포를 연결하는 조직의 변조變調라든지 균에 의한 것이라는 등 여러 가지 학설이 있습니다.

류머티즘은 심장병이나 그 외의 다른 병의 원인이 되는 수도 있으며, 심지어는 죽게 되는 경우도 있습니다. 노인만이 류머티즘을 앓는다고 볼 수가 없습니다.

아이들도 류머티즘을 앓는 경우가 있으니 주의하셔야 합니다. 세계 각국이 류머티즘의 치료에 고심하고 있습니다. 그러나 아직 결정적인 치료 방법이 없습니다.

신경통에도 여러 가지 원인이 있으며 신체의 각 부위에서 발생합니다.

신경통의 심한 통증은 쏘는 듯, 도려 내는 듯, 자르는 듯, 뜨거운 듯, 참으로 고통스런 아픔입니다. 이 통증을 견디어 내기 때문에 체력이 소모되므로 중환자는 대단히 쇠약하게 됩니다. 류머티즘이나 신경통을 치료하는 약은 대개 부작용이 많습니다. 그러므로 의사의 지시를 잘 지켜야 합니다.

근육통의 원인은 환부의 타박打撲 등의 원인도 있습니다만, 근본적인 근육통은 혈액 순환이 나빠져서 그 근육이 수축하는 곳에 발생하는 것입니다.

그러면, 마늘 요법은 신경통에 어떤 효과가 있는가?

내가 연구한 마늘 요법으로 류머티즘이나 신경통도 고치고 근육통도 치료됩니다.

그런데 류머티즘과 신경통과, 근육통들은 서로 형제와 같은 것입니다. 류머티즘은 형이고 신경통과 근육통은 아우입니다.

요법은 환부의 혈액 순환을 원활히 하고 환부의 열을 제거하는 것으로써 마늘 요법의 '제1·제2'의 가정 요법을 실행해 주십시오.

류머티즘은 근육통이나 신경통에 비하여 시간이 오래 걸립니다. 끈기 있게 계속하여야 합니다.

다음은 근육통을 치료한 사례입니다. S시에 있는 어느 단과대학의 교수인 중년 여성입니다.

전신의 근육통으로 교단에 서 있을 수가 없는 매우 심각한 증상症狀이었습니다.

치료는 '제6 마늘 건강 요법'이었는데, 플로레벤을 사용하고 나서 약 3분 후에 냉수로 샤워를 하는 것입니다.

이때 나는 그녀에게 "당신은 3분 동안에 기다렸다가 냉수로 몸을 씻으십시오"하고 일러 주었습니다.

그런데 번갈아 드나드는 환자 속에 그녀의 모습은 보이지 않았습니다.

어떻게 된 일인가 싶어 여직원에게 찾게 했더니 샤워실에서 부들부들 떨고 있다는 것입니다.

"어떻게 된 일입니까?"하고 물었더니,

"아직 30분이 되지 않았어요."하는 대답이었습니다. 나는 아연실색하였습니다.

내가 "3분"이라고 말한 것을 그녀는 "30분"으로 잘못 들었던 것입니다.

생마늘은 효과도 크지만 자극도 매우 강렬합니다. '제6 마늘 건강 요법'은 분무상噴霧狀의 마늘 수용액을 몸에 뿜는 것인데, 3분이라는 것을 30분간이나 몸에 바른 채로 있었으니 큰일입니다.

본인은 급히 몸에 바르고 있는 마늘을 씻어 냈습니다만 그녀의 피부는 마늘로 빨갛게 헐은 것 같았습니다. 나도 걱정이 되었습니다. 그런데 말입니다. 단 한 번의 치료였는데 교단에 서 있을 수도 없었던 그 교수님의 근육통이 깨끗이 사라진 것입니다. 단 한 번의 마늘 요법으로 그녀를 괴롭히고 있던 근육통이 완치되었습니다.

그 교수님은 대단히 기뻐했으며 피부가 벗겨진 것도 아랑곳없이 피부가 벗겨진 살을 드러낸 채 교단에 섰습니다.

헐었던 피부도 곧 나았습니다. 그 여선생으로부터 감사의 편지가 왔습니다. 인사만이 아니고 손수 가꾼 분재盆栽까지 보내 왔습니다.

모든 것이 마늘의 신기한 효험 때문입니다.

또 다른 근육통의 사례를 들겠습니다.

어느 지방에서 상경하여 시중市中의 한 수퍼마켓에 취직한 22세의 젊은 아가씨였습니다. 환경의 변화 때문인지도 모릅니다. 여름철의 지나친 냉방 탓인지도 모릅니다. 전신에 통증을 느끼고 손가락이 굽혀지지 않게 되었습니다. 일할 의욕도 잃고 말입니다. 일종의 도시병都市病이라고 할 수 있을 것입니다.

T주간지를 읽고 나를 알게 된 그 아가씨가 나를 찾아

왔습니다. '제6 마늘 건강 요법'으로 치료를 받았습니다.

나의 치료를 받는 환자 중에는 의사가 치료를 단념한 병을 나의 단 한 번의 마늘 요법으로 고치겠단 결심으로 달려드는 성급한 분이 있습니다. 한 번의 치료로 완치된 예는 많이 있습니다. 그 사례의 몇 가지는 본서에서도 말씀드립니다만 환자의 증상症狀과 체질에 따라 상당한 차이가 있는 것입니다.

그런데, 이 아가씨의 근육통도 기분은 어느 정도 좋아진 듯하였습니다만 1회나 2회의 치료로는 안 되었습니다. 처음에는 하루 건너 6회, 후에는 20일에 1회씩으로 한 반년쯤, 약 20회를 다녔습니다.

대개 장기간의 치료를 받는 분들은 대부분 지방에서 올라오면 친척집이나 여관에 숙박하는데 이 아가씨는 C시에서 통근을 하였습니다. 약간 드문 사례라고 하겠습니다. C시에서 3시간이나 소요하는 곳을 왕복한다는 것은 여간 어려운 일이 아닙니다만, 이 아가씨는 불평도 없이 당일 왕복의 통근을 끈기 있게 계속하였습니다.

결국, 약 반년 동안의 치료로 아가씨의 근육통은 치료되었습니다. 같은 근육통의 경우일지라도 전자의 교수님은 1회의 치료로 완치되었고, 이 아가씨의 경우는 약 반년이 걸렸습니다. 사람에 따라 차이가 있다는 것입니다.

내가 TV에 출연하였을 때, 나의 마늘 요법으로 병을 고쳤다는 증인으로 이 아가씨가 나와 함께 TV에 출연해 주었습니다.

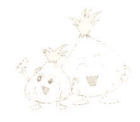

05 당뇨병

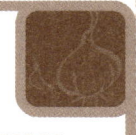

「제1 마늘 건강 요법」과 병용하여
'기타 건강법'으로 치료합니다.

당뇨병도 현대의 문화인이 잘 걸리는 병으로 사치병이라고도 합니다.

이 병은 전쟁이 끝난 후부터 차츰 증가하고 있습니다.

미식가美食家로 지방과다나 중년 이후의 사람에게 많다고 합니다. 그러나 최근에는 젊은층에도 이 병에 걸린 환자를 볼 수 있으니 조심하셔야 합니다.

당뇨병의 원인으로 여러 가지 어려운 학설은 그만두기로 하고, 이 병은 환자의 소변 중에 지나치게 많은 당분이 섞여 있습니다.

폭음, 폭식과 운동 부족이 발병의 원인입니다. 단甘것

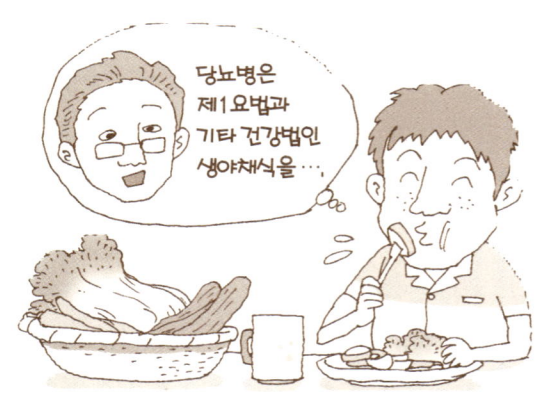

을 좋아하는 분은 물론 조심하여야 합니다.

당뇨병의 예방과 치료에는 알맞은 운동을 하는 것입니다. 위장을 튼튼히 하고 음식물飮食物로 혈액 순환을 원활하게 해야 합니다.

그러므로 '제1 마늘 건강 요법'을 계속하십시오. '제1 마늘 건강 요법'을 계속하면 위의 수축 작용이 활발해집니다.

겸하여 '기타 건강법'인 '생야채식'을 실행하십시오.

사람은 음식물을 가장 맛있게 먹는 가운데 만복감滿腹感을 느끼게 됩니다만, 당뇨병의 환자는 음식물의 제한을 받고 있으므로 항상 공복감을 느낍니다.

그러므로 당뇨병 환자는 하루에 1회의 식사를 '생야채식'으로 하고, 그것을 충분히 섭취하여 만복감을 갖도록 해야 합니다. 그렇게 하면 공복에 섭취하는 여분의 당분을 줄일 수 있습니다.

다시 말하면, 이것이 자연식이라는 것입니다. 산이나 바다에서 나는 음식물의 혜택으로 장수하였던 원시 시대의 사람들의 생활방식을 회상해서 배워야 한다는 것을 특히 강조하고 싶습니다.

더욱이, 당뇨병의 경우에는 고구마와 같은 전분류는 가급적 피하는 것이 좋을 듯합니다.

이러한 요법을 계속하고 있으면 30일 정도에 효과가

나타납니다.

당뇨병은 당뇨병용 시험지로 검사를 합니다. 5단계 정도로 분류되어 있습니다만, 경과가 가장 좋은 환자의 경우라면 차점次點 정도로까지 당분이 감소하게 됩니다.

마늘이나 '생야채식' 요법의 고마움은 알 만합니다.

당뇨병은 여러 가지 합병증을 초래합니다. 그 중에서도 곤란한 것의 하나는 남자의 음경이 발기되지 않는 것입니다.

이 사실은 어느 정도 상식적인 것으로 널리 알려진 이야기입니다. 그런데, 내가 연구한 바로는 여성에 있어서도 당뇨병 환자는 10명 중에 2명 정도의 비율로 감소되는 것 같습니다.

남성의 당뇨병 환자는 마늘로 분기하여야겠습니다.

최근의 이야기입니다.

수염이 더부수룩한 50쯤 되어 보이는 남자가 찾아왔

습니다. 도자기로 유명한 E시에서 기와공장을 경영하고 있는 분입니다.

친척집에 볼 일이 있어 왔다가 나의 소문을 듣고 찾아왔다는 것입니다. 당뇨병으로 고생한 지 8년. 그 동안 계속 병원에 다녔으나 전혀 효과가 없고, 눈도 나빠져서 일에도 성의가 없어졌다고 한탄하였습니다.

이 병에 걸리기 전에는 체중이 80킬로그램이나 되었고 프로레슬링 선수나 유도 선수로 오인을 받을 정도였다고 합니다.

당장에 '생야채식'의 강의를 하고 '제6 마늘 건강 요법'을 실행하였습니다. 당분간 친척집에 유숙하고 있다기에 1주일에 두 번 오도록 권하였습니다. '제1 마늘 건강 요법'의 즉일 실행卽日實行을 권하는 것은 물론입니다.

결국 네 번 다녀갔습니다만 세 번째로 왔을 때,

"선생님 덕분에 많이 좋아졌습니다"라고 말했습니다.

병원에서 혈당 검사를 받았는데 이제는 염려 없다고 하더랍니다.

그러나 8년간의 고통을 받던 병이니만큼 방심하지 말고 '제1 마늘 건강 요법'을 계속할 것을 약속받았습니다.

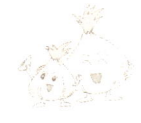

06 치아 齒牙

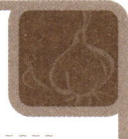

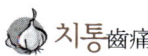 치통 齒痛

「제3 마늘 건강 요법」으로 치료합니다.

치통에 대하여 상세하고도 알기 쉬운 요법을 설명하겠습니다. 대부분의 사람들은 충치로 고통을 당하고 치통으로 눈물을 흘렸을 것이며, 또 치료의 고통으로 운 사람도 많을 줄 압니다.

이병이라고 하면 여러 종류가 있습니다만 첫째로 충치입니다. 치아의 표면에 구멍이 뚫리고 내부를 침범합니다. 신경을 침해당하게 되면 통증을 느끼게 됩니다.

그런데, 나의 의견으로는 어느 의미에서 신경과 혈관은 한 가지입니다. 신경은 흰 혈관입니다. 흰 혈관이 염증炎症을 일으키므로 통증을 느끼게 되는 것입니다. 염증이란 무리하게 피가 모이게 되는 것입니다.

좁은 혈관에 무리하게 피가 모이게 되면 망치로 손가락을 때린 것처럼 아픔을 느낍니다. 여기에서도 마늘이 위력을 발휘합니다. 그럼 마늘로 치통을 치료하는 가정 요법을 설명하겠습니다.

1. 먼저, 충치를 찾아냅니다. 한 개의 충치가 있으면 그 양쪽에도 아픔을 느끼는 것 같습니다. 그러나 확실하게, 틀림없이 염증을 일으키고 있는 충치의 구멍을 발견해야 합니다.
2. 치아에 누렇게 낀 찌꺼기나 음식물의 찌꺼기를 구멍에서 찾아냅니다. 이때에 통증을 느끼게 됩니다만 참아야 합니다. 직접 환부에 마늘이 닿지 않으면 효과가 없기 때문입

니다. 깨끗이 청소하십시오.

또 입 안의 침도 방해가 됩니다. 탈지면으로 닦으십시오.

3. 그리고 '제3 마늘 건강 요법'에 의하여 강판에 갈은 마늘로 충치의 구멍을 메우는 것입니다. 분량은 구멍을 꽉 메울 수 있으면 됩니다. 마늘을 채우는 작업에는 도구가 필요합니다. 성냥알의 끝을 직각이 되도록 구부리면 좋습니다. 혼자 거울을 보며 손수 메울 수도 있습니다만, 부인이라면 남편에게 부탁하는 편이 혀나 잇몸에 마늘이 묻지 않아서 좋을 것입니다.

4. 1분 후에 물로 입 안을 씻어 냅니다. 어떻습니까? 한 번으로 거짓말처럼 아픔이 가셔졌지요. 찬물이나, 찬 공기가 이에 닿아도 얼굴을 찌푸리는 사람이 있습니다. 이런 분도 주저하지 마시고 마늘로 시험해 보십시오.

다만, 나에게도 고치지 못하는 치아가 있습니다.

15세의 소아 마비 환자를 알고 있었을 때의 일입니다.

몸부림 치는 환자의 손이 내 입에 부딪혀 공교롭게도 앞니가 부러졌습니다. 또 한 번은 13세의 여자 아이에게 당하였습니다. 이것만은 나에게 고칠 재주가 없습니다. 의치義齒를 끼우는 데 얼마가 들었느냐 하면 앞니가 모두 다섯 개가 부러졌는데 그 치료비가 자그마치 50만 엔이나 됩니다. 그것도 70만 엔을 내라는 것을 사정사정해서 한 값입니다.

치통에 대한 여담입니다만, 마지막으로 한 마디 더 해야겠습니다.

"사랑하는 병과 의치만은 마늘로 고치지 못합니다."

치조농루齒槽朧漏

「제5 마늘 건강 요법」으로 치료합니다.

충치와 같은 구강 안의 질병으로 치아의 류머티즘이라고 할 수 있습니다. 입 안에 열이 발생하고 환부에 피가 순환되지 않는 것이 치조농루라고 하는 것이 나의 의견입니다.

치경齒莖이 자색紫色으로 변하면 중태라고 봐야겠습니다. 이 자색이 부패된 고기 색깔이 되면 중태 중에도 중태인 것입니다.

치조농루의 치료법을 설명하겠습니다. 충치에 대한 '제3 마늘 요법'과는 다르므로 매우 주의해야 합니다.

1. 물 1홉과 마늘 한 쪽 반을 준비합니다.
2. 한 쪽 반의 마늘을 강판에 갈아서 1홉의 물에 용해시켜 마늘즙을 만듭니다.
3. 마늘즙을 한 입 가득히 머금었다가 얼굴을 아래로 향하여 입을 가셔 냅니다. 1홉의 마늘즙을 대여섯 번으로 나누어 반복합니다.
4. 이 동작이 끝나면 1분 후에 보통의 물로 입 안을 깨끗이 헹구십시오.

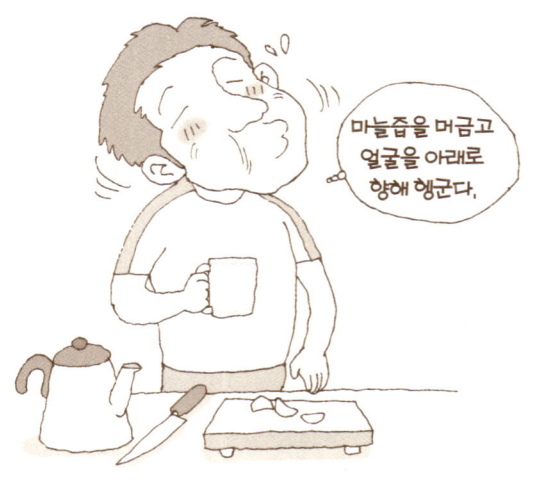

이렇게 하루에 두 번씩, 3일 동안 계속하면 치경은 원래의 색으로 돌아오고 잇몸이 단단해집니다.

입 안을 헹굴 때에 등을 앞으로 구부려서 입 안의 마늘즙이 따뜻해질 때까지 입 안에 머금은 채 우물거리는 것을 잊어서는 안 됩니다.

체질 개선體質改善을 위하여 '제1·2 마늘 건강 요법'

도 아울러 실행하시면 더욱 좋습니다.

　치조농루라고 하여 치과의사에게 가서 이를 뽑아 버리는 사람이 있으나, 부모로부터 받은, 두 번 다시 나지 않는 귀중한 치아입니다. 먼저 마늘즙으로 입 안을 헹궈 보십시오.

07 감기

「제1 마늘 건강 요법」과 「제2 마늘 건강 요법」을
병용하여 치료합니다.

가을에서 겨울, 겨울에서 이른 봄에 이르기까지 감기에 걸리는 환자가 많습니다. 그러나 여름에도 감기를 앓는 사람이 있습니다. 감기에는 여러 가지 종류가 있습니다. 열熱감기, 콧물감기, 기침감기, 재채기감기…. 요즈음에는 외국에서 수입된 감기도 있습니다.

감기에 대하여 많은 연구가 이루어져 의학상으로는 현저한 진보가 되었다고는 하나, 한 가지 분명치 못한 것이 있는 것 같습니다. 일반적으로 '감기는 만병의 근원'이라고 말합니다만, 내 생각으로는 '위가 만병의 근원'입니다. 감기에 걸리지 않도록 하기 위한 나의 요법

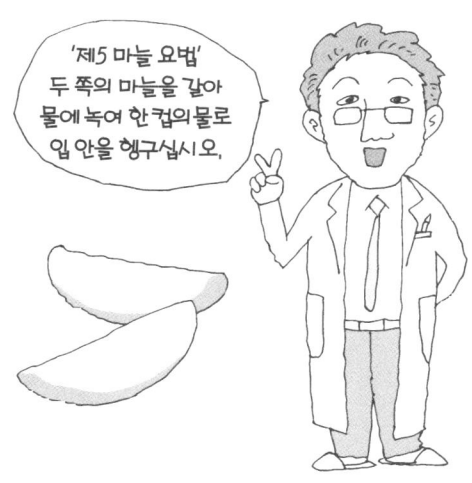

에서는 먼저 마늘로 위를 치료하여 위장을 활발히 활동시킵니다. 그러면, 저항력이 생겨서 감기에 걸리지 않게 됩니다. 감기는 절대 안정絕對安靜을 하고 있으면 낫는다고 말하나, 어떠한 감기에도 효험이 있는 만능약은 마늘인 것입니다.

안정하고 마늘을 복용하면 감기는 격퇴됩니다. '제1

마늘 건강 요법'을 보건제保健劑로 항상 복용하고 있으면 감기에 걸리지 않을 것입니다. 마늘즙으로 입 안을 헹구는 것도 대단히 효과가 좋습니다. - '제5 마늘 건강 요법' 두 쪽 분량의 마늘을 강판에 갈아서 물에 녹여 한 컵의 물로, 조금씩 입에 머금으면서 입 안을 헹구십시오. 기침도 멈추고 목의 통증도 없어집니다. 다음에 물로 입을 헹구는 것을 잊지 마십시오.

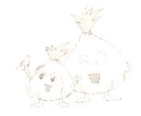

08 편도선염

「제5 마늘 건강 요법」으로 치료합니다.

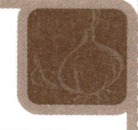

일반적으로 편도扁桃라고 하는 것은 구개편도口蓋扁桃를 말합니다.

편도란, 목구멍의 양쪽에 있는 살구씨와 비슷한 것으로, 이것이 세균 감염 등의 원인으로 염증을 일으키는 것입니다. 편도염은 감기가 원인인 경우가 많은 것 같습니다.

감기로 섭씨 36도 내지 40도까지 열이 오르는 수가 있습니다. 다음에는 침을 삼켜도 통증을 느끼며, 심하면 식사하기도 곤란하여져서 쇠약해집니다. 목소리가 쉬고 때로는 말이 불분명하여 언어 장애를 일으키는 경우도 있습니다.

편도가 비대한 사람은 이 병에 걸리기 쉬운데 절개 수술이란 방법을 쓰는 수도 있습니다. 그러나 편도는 수술로 제거하더라도 재발한다는 설이 있습니다. 피로나 가벼운 감기로도 이 병에 걸리는 경우가 있습니다.

편도염에 쓰이는 '제5 마늘 건강 요법'의 마늘과 물의 분량은 다음과 같습니다.

물 1홉에 마늘 한 쪽 반을 강판에 갈아서 마늘즙을 만듭니다. 이 마늘즙으로 입 안을 헹굽니다. 1회에 1홉의 수용액을 12~13번으로 나누어 입 안을 헹굽니다.

이 방법의 요령으로는 한꺼번에 많은 수용액을 입 안에 머금으면 오히려 목구멍 속까지 액체를 침투시키기가 어렵습니다. 그러므로 소량의 액체를 머금어야 합니다. 이때의 자세는 충분히 상체를 뒤로 젖히고 목을 좌우로 흔듭니다. 액체가 목 전체에 퍼지도록 합니다. 그 다음에는 보통물로 입안을 헹구어야 합니다. 증세症勢

에 따라 차이가 있습니다만 대체로 1주일쯤 이 요법을 계속하면 낫게 됩니다.

더욱이, 이 방법 외에 '마늘의 환부 도포塗布' '습포요법濕布療法' 있으나, 이것은 가정 요법으로써는 무리한 방법입니다.

나는 이전에 안면이 있던 K란 여성으로부터 갑자기 장거리 전화를 받았습니다.

K란 여성의 친정 조카딸이 도쿄의 음악대학에 입학하려고 시험공부를 하고 있었습니다. 그런데, 가장 중요한 시기에 감기를 앓게 되었답니다. 조카딸의 희망학과는 성악이었는데 감기로 편도염을 일으켜 고열이 나고 목소리가 나지 않게 된 것입니다. 만사는 끝장이 났습니다.

조카딸은 아직 시골의 생가에 있었습니다. 생가에서 K란 여성한테 소식이 전하여졌습니다.

그 소식을 듣고 K란 여성이 순간적으로 생각한 것이

나였습니다. 그래서, 당장에 D시에서부터 나에게 장거리 전화를 걸었던 것입니다.

슬픔에 젖어 실망하고 낙담하는 조카딸의 기분을 나는 잘 알았습니다.

나는 K란 여성에게 대답하길.

"알았습니다. 나에게 맡겨 주십시오. 당장에 내게 전화를 걸도록 해 주십시오. 아니면 환자 가까이에 있는 분으로서 그의 증상을 잘 아는 분이 전화를 걸게 하십시오."라고 말하였습니다.

K란 여성에게 처방을 알리지 않은 것은 말을 옮긴다는 것이 처방을 잘못 전할 우려가 있으며 환자의 체질이나 증상에 따라 처방이 달라지기 때문입니다.

한참 후에 환자의 어머니로부터 장거리 전화가 왔습니다. 그리하여 장거리 전화로 처방해 준 마늘 요법은 성공하였습니다. 아가씨의 감기도 편도염도 치료가 되고 목소리도 회복된 것입니다. 어머니 되시는 분에게서 곧 정중한 감사의 편지가 왔습니다.

불문佛門과 마늘

한자 이름으로 호라고 부르는 마늘은 다년생 초목으로 줄기의 높이가 약 60센티미터로 여름에 백자색白紫色의 꽃이 피며 전체에 강렬한 냄새가 납니다. 옛날, 수업修業에 쫓기는 승려僧侶들이 마늘을 매일 먹었다고 합니다.

그러나, 시대가 바뀌어 대처帶妻가 금지되고 육식肉食을 부정하며 승려들이 금욕적禁慾的인 생활을 하게 되자 자연히 마늘도 사원寺院으로부터 밀려나게 되었습니다.

지금도 고찰古刹에 가면 문전에 '훈주 산문에 들어옴을 허하지 않음' 이라 쓴 표석標石을 볼 수 있습니다.

훈이란 오훈이라고 하여 마늘·부추·염고·파·생강을 뜻합니다. 냄새가 심하고 자극성이 강한 야채를 천하게 여겨 배격하였다고 합니다만 실제로는 금욕적인 생활에 강장제强壯劑로써의 효과를 염려하였던 것으로 생각됩니다.

09 천식

「제1·제2 마늘 건강 요법」으로 치료합니다.

나는 젊은 시절부터 신앙 등산信仰登山을 매년 계속하여 왔습니다만, 어느 해 여름, 모 회사某會社의 전무와 동행을 하였습니다. 그때, 그 전무의 모친이 천식으로 다년간 고생하고 있다는 것을 알았습니다.

천식이란 병의 발작은 여러 가지 병이 원인이 되어 일어나는 것 같습니다. 천식은 호흡이 곤란하여지며 더욱이 급격한 발작은 생명에도 위협을 줍니다. 그러나 이 발작을 진정시키는 즉효약卽效藥은 있어도 천식을 완치시키는 절대약絶對藥은 없습니다.

그때까지는 아직 나를 찾는 환자 중에 천식이 없었으

므로 요법으로써는 이 전무의 모친이 최초였습니다.

여러 모로 궁리한 끝에 '제1 마늘 건강 요법'을 권유해 보았습니다. 그리고 4개월 후입니다.

"고통스럽던 천식이 좋아졌습니다."

라는 기별을 받았습니다.

그 후, 나는 많은 천식 환자에게 마늘 요법을 시험하고 연구한 결과 다음과 같은 통계를 얻었습니다.

> 천식일 경우 마늘의 분량을 기준보다 감소시켜야 합니다.

40세부터 50세까지는 약 4개월,
30세부터 40세까지는 약 3개월,
20세부터 30세까지는 약 1개월,
10세부터 20세까지는 약 3주일,
5세부터 10세까지는 약 10일.
3세부터 5세까지는 약 1주일,

이면 천식이 경쾌하여진다는 것입니다.

그리고 경쾌하여졌다고 하더라도 30세 이상인 사람은 체력이나 체질적으로 보아도, 마늘 요법을 계속할 필요가 있습니다. 나이가 연소할수록 치료 기간이 단축된다는 것은 흥미 있는 점입니다.

특히 주의할 점은 천식인 경우에 한하여 마늘의 분량을 기준보다 감소시켜야 한다는 것입니다. 성인은 마늘 반쪽, 즉 '제1 마늘 건강 요법'의 기준으로 말할 것 같으면 연소자의 분량입니다. 다만 물의 분량은 기준과 다름이 없습니다.

'제2 마늘 건강 요법'의 경우에도 동일합니다. 성인의 경우, 마늘 한 쪽의 분량을 강판에 갈아서 식사 때 함께 잡수시면 좋습니다. 연소자도 기준량보다 소량을 사용할 것은 물론입니다. 분량이 과할 경우에는 역효과가 나타나므로 조심하셔야 합니다.

작년 2월, 나는 K시에 거주하는 62세의 여성으로부

터 편지를 받은 일이 있습니다.

"초면에 편지로 실례합니다. … 실은 작년 가을 저의 남편이 갑자기 세상을 떠났습니다. 장녀가 손자를 데리고 서독에서 귀국하였습니다. 큰사위는 서독 주재의 모 상사에 근무하고 있습니다."

서독에 있을 때부터 초등학교 2년생인 큰손자가 천식기가 있어서 서독의 어느 병원에 한 20일 입원한 일도 있으며, 가까운 소아과 병원에 계속 단골이었습니다. … 귀국하면 기후 등이 변하기 때문에 천식도 어쩌면 호전될지도 모르겠다고 생각하였지만, 역시 마찬가지입니다. 이번, 귀국한 당일 밤부터 기침이 나서 먹은 것을 모두 토해 버렸습니다. 할 수 없이 딸은 이 약은 몸에 좋지 않지만 하고 말하면서 서독에서 갖고 온 약을 먹였습니다. 그래서 겨우 기침이 멈추고 아침까지 잠을 잤습니다.

" … 다음날 밤도 전날 밤과 같은 상태여서 기침이 몇

도록 약을 먹여야 했습니다. …"

그런데 친구로부터 나의 저서에 천식의 마늘 요법이 쓰여 있다는 말을 듣고 편지를 보낸다는 것이었습니다.

"손자가 불쌍해서 저도 밤잠을 자지 못합니다."

나는 곧 답장을 써서 '제1 마늘 건강 요법'을 상세히 설명해 주었습니다. 다음은 그 후에 온 편지 내용의 일부분입니다.

" … 소량의 마늘을 강판에 갈아서 오블라토에 싸서 먹었습니다. 물도 틀림없이 분량대로 먹었습니다.

… 그랬더니, 그날 밤은 기침이 나지 않고 아침까지 숙면할 수가 있었습니다. 나와 딸은 필경 암시暗示에 걸린 것이라고 생각하는 정도였습니다. 그런데, 4일째부터는 아침·점심·저녁으로 세 번을 먹어서 5일이 경과하고 1주일이 지나 3주일이 흘렀는데도 기침이 나지 않고,

…서독으로 돌아갈 2개월 반 동안, 한 번도 기침을 하

는 일이 없었습니다. 너무나 신기하고 놀랍고 한편 기뻤답니다.

… 그 동안, 학교 공부가 뒤질까 봐서, 임시로 입학을 시켰는데 몸도 건강하게 통학하였습니다.

… 다만, 마늘 냄새 때문에 친구들로부터 상당한 말을 들은 듯합니다.

… 어쩌다가, 마늘을 잊게 되면 오히려 손자가 재촉할 정도였습니다. 12월 말에 서독으로 갔습니다만 어제 도착한 편지에, 그 후로는 한 번도 기침을 하지 않았으며 감기가 유행하고 있어도 감기에 걸리지 않는… "
하고 나에게 더없이 반가운 길고 긴 편지를 보내 왔습니다.

마늘에는 드라마가 있습니다.

천식 환자는 심한 고통을 당하는 사람이 많습니다. 간신히 숨을 쉬면서 기둥을 부둥켜안고 헐떡이며 말합니다.

"천식만 고쳐 주신다면 돈은 얼마라도 드리겠습니다."

전 재산을 바치겠다고까지 말하는 사람도 있었습니다. 그러나, 그러한 사람일수록 병이 낫고 나면 재산은커녕 인사 한 마디가 없으니, 세상이란 가지각색입니다.

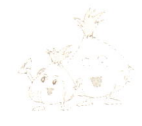

10 치질

「제1·제2 마늘 건강 요법」과 '기타의 건강법'을 병용합니다.

환자 수가 상당히 많은 병입니다.

우리 국민에게 치질이 많은 원인은 냉증冷症이나 변비便秘 때문이라고 합니다. 주식主食 생활의 영향 때문이라고 말하고 있습니다만 나는 그 원인의 60퍼센트는 냉증이라고 생각합니다. 따라서 냉증을 없애고 환부를 치료하면 치질은 완치된다고 믿습니다.

먼저 치질의 종류부터 말씀드리겠습니다.

- **탈항**脫肛 — 변을 볼 때나 그 밖의 복부에 압력을 가하면 직장直腸의 일부가 항문 밖으로 나와 제자리에 들어가지 않습

니다. 그리고 변을 보기가 어렵습니다.
- **암치질·수치질** — 항문의 내부에 생긴 암치질이 외부에 생긴 수치질보다 치료治療가 빠릅니다.
- **항문 점막이 찢어지는 치질** — 항문이 냉하게 되면 수축이 나빠지기 때문에 항문이 잘 열리지 않습니다. 따라서 무리하게 힘을 주게 되면 항문의 점막이 찢겨집니다. 이것을 마늘 요법으로 혈액 순환을 원활하게 하면 좋은 효과를 얻을 수 있습니다.
- **치루**痔漏 — 나는 항문의 외부에 나는 종기가 치루라고 생각합니다.

치루痔漏는 결핵성이라든지, 또는 그 밖의 병이 원인이라고 말하고 있으나, 나는 여기서는 그 치료에 대해서만 설명하겠습니다. 치루는 잘못하여 생마늘이 직접 환부에 닿게 되면 환부가 붉게 부어 오릅니다. 시간이 길어도 짧아도 안 됩니다. 잘못된 자기류의 요법으로 "환

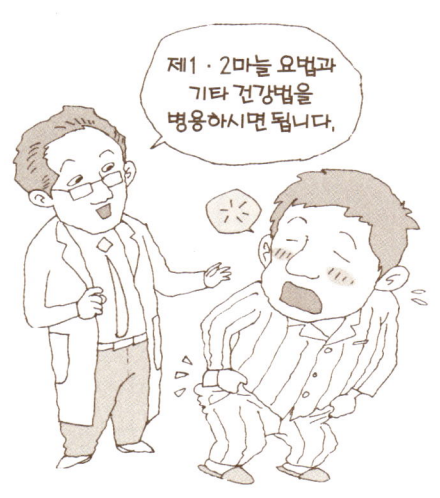

부가 부어 올라 항문이 막혀서 대변이 배설되지 않는데 어떻게 합니까?"하고 한밤중에 전화로 사정하는 일이 종종 있습니다.

치루 이외의 다른 치질도 역시 치료 방법은 복잡합니다. 그러한 까닭으로 나로서는 치질의 대증 요법對症療法으로써 가정에서 실행할 수 있는 것은 '암치질' 뿐이라고 대답하겠습니다.

 암치질의 가정 요법은, '제1・제2 마늘 건강 요법'을 아울러 시행할 것과 목욕탕에서 허리 아래를 따뜻하게 할 것, 즉 '기타의 건강법'의 '허리 아래의 혈액 순환'과 '발바닥 문지르기'입니다. 이것은 암치질에 효과가 있습니다.

 한 번은 시내의 모 유치원에 다니고 있는 남자 아이를 이웃에 사는 아주머니가 데리고 왔습니다.

 치루로 두 번이나 수술한 자국이 남아 있었습니다. 환부를 제거하여 봉합한 흔적이 분화구의 흔적처럼 애처롭게 보였습니다.

 새로운 한 곳이 부어 올랐는데 의사는 한 번 더 수술을 해야 한다고 말하더랍니다. 그러나 싫다고 울며 어찌할 바를 모르고 있는 아이를 보다못해 그 부모가 나에게 데리고 왔다는 것입니다.

 물론, 마늘 요법입니다. 과연 남자 아이 혼자서 치료

를 받았습니다. 세 번째 왔을 때, 효과가 나타나기 시작했습니다.

그러나, 치루는 매우 고치기 어려운 병입니다. 환부가 항문의 좁은 부위에 생기므로 환부가 맞닿거나 떨어지거나 하면 통증을 느낍니다.

아프기 때문에 환자는 변을 본 후에 잘 닦지 않습니다. 그러니 더욱 불결하여져서 종기는 더 커지고 환부는 악순환을 되풀이합니다.

소변은 살균이 되어서 인체 밖으로 배설되지만 대변은 그대로 균을 지닌 채 배설됩니다. 그렇기 때문에 그 균이 부착하여 화농되기 쉽습니다.

의사는 수술로 치루를 제거합니다. 수술을 한다는 것은 환부의 주위를 제거하는 것이므로 1회나 2회는 몰라도 3회나 수술을 한다면 항문의 수축 작용이 없어지고 항문은 열려서 닫혀지지 않은 채 있습니다. 지금 이 책을 읽고 계시는 분 중에도 체험하신 분이 있으실 줄 믿습니다.

 자기의 항문을 자신이 볼 수 없으니 치질의 가정 요법도 곤란하여집니다. 그러면서도 "가정 요법으로 치질을 고칠 수가 있을까?"라는 질문을 자주 받습니다.

 치질의 치료가 얼마나 곤란한가에 대하여 말씀드리겠습니다.

 치루痔漏의 경우, '제3 마늘 건강 요법'의 응용편應用編이라고 할 수 있겠습니다. 강판에 갈은 마늘을 가제와 탈지면으로 싸서 환부에 대는 것인데 이때, 마늘의 분량, 환부에 맞닿게 하는 시간 등이 증상에 따라 차이가 있습니다.

 아이는 말했습니다.

 "저 이제 괜찮아요. 다 나았어요. 그렇지만, 또 아프게 될까 봐 겁이 나니 치료를 더 해 주세요."

 살펴보니 과연 환부는 말끔해졌고 새살이 도톰하게 돌아났습니다.

"이제 완전하게 나았으니 더 이상 마늘 요법을 하지 않아도 된다."
고 이해를 시켜 돌려보냈습니다.

한 가지 더 탈항의 사례를 들겠습니다. 2, 3년 전의 일입니다. B시市에서 중년의 여인이 찾아왔습니다.

어쩐지 의복이나 몸가짐이 세련되어 보이기에 물어보았더니, 다년간 전화국에 근무하고 있으며 사십이 가까운 지금까지 독신으로 있다는 것입니다.

주저하면서 하는 이야기가 수년 전부터 탈항脫肛으로 고생하였으며, 약방에서 파는 약이며 사람들이 권하는 가정 요법 등으로 치료해 보았으나 전혀 효과가 없었다는 것입니다.

병원에 갔더니 수술해서 환부를 절제切除해야 한다기에 결심을 내리지 못하고 나를 찾아왔다고 합니다. 의자에 앉아 이야기하는 것도 고통스러워 보였습니다.

나는 이 손님의 증상을 보고 깜짝 놀랐습니다. 웬걸, 5

센티미터정도나 직장直腸이 밖으로 빠져 아래로 처져 내려져 있었습니다. 진홍색으로 마치 꽈리를 길게 잡아당긴 것 같았습니다.

탈지면을 감고 겉에서 마늘을 쓰는 방법을 실시하였습니다. 이 여자도 전자의 아이와 같이 두 번 다녀가고, 세 번째 왔을 때에,

"선생님 덕분에 완전히 원상태로 되었어요, 이젠 안전해요. 이번엔 위胃를 치료해 주세요."

이 말에는 웃음을 금치 못하였습니다만, 그렇게 눈으로 볼 수 없을 만큼 심한 탈항이 2회의 마늘 요법으로 완치되다니, 치료를 맡았던 내가 깜짝 놀랄 정도의 효과였습니다.

11 변비

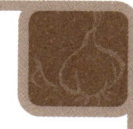

「제1·제2 마늘 건강 요법」과 병용하여
'기타의 건강법'으로 치료합니다.

치질 다음에는 변糞입니다. 이것들은 사촌입니다.

변비라는 병은 대변이 응고凝固하는 것입니다.

간단히 말하면, 장腸의 운동이 쇠약하여져서, 장 안의 내용물이 응고되고 배출이 지연되는 것입니다.

치질과 마찬가지로 변비증 환자도 상당히 많이 있습니다.

건강에 이롭다는 병은 없습니다만, 그 중에서도 가장 골치 아픈 것은 변비입니다. 생각하여 보십시오. 음식물의 찌꺼기·부패물이 체내에 축적蓄積되고 있으니 말입니다.

배변의 횟수는 사람의 체질에 따라 차이가 있으나 대체로 하루에 한 번이 정상적입니다. 그것이 이틀이나 사흘은 고사하고 1주일이나 10일, 20일 계속된다면 이상한 것입니다.

그런데, 우리 주변에는 이틀, 사흘은 고사하고 1주일쯤은 배변이 없어도 예사로 생각하는 사람이 의외로 많습니다. 남성에 비하면 여성에게 그런 사람이 많은 것 같습니다. 체질적으로 여성은 냉합니다만, 의복에도 관계가 있는 듯합니다. 변비라고 하더라도 이것이 만성화되면 머리가 아프고, 어깨의 근육이 당기어 통증을 느끼며 현기증이 일어납니다.

젊은 아가씨가 여가만 있으면 거울 앞에 앉아 관심을 쏟는 여드름도 원인에 대해서는 많은 학설이 있습니다만, 만성변비의 경우가 의외로 많습니다.

또, 혈압이 높은 사람에게 변비증이 많다는 점에 주의하여야 합니다. 이것은 배변시에 무리한 힘을 주게 되므로 위험을 초래하는 수가 있습니다. 평상시에 혈압이 높은 사람이 화장실에서 나오다가 흔히 쓰러진다고 하는 것은 이유가 있는 말입니다.

변비의 치료에 하제下劑를 사용하거나 관장灌腸을 하는 사람이 있으나 나는 별로 찬성하지 않습니다.

매일 아침 식염수를 마시면 변비에 좋아진다고 실행하고 있는 사람이 있으나 이것도 생각할 바가 있습니다. 다년간 실행하고 있자니 고혈압증에 걸렸다는 사례가 있기 때문입니다.

그런데 배변 시간이 길어서 화장실에서 담배를 피우거나 신문을 읽거나 만화를 보는 사람도 있습니다만, 항문이 열려 있으면 20초면 전부 배출될 것입니다. 담배·신문·만화 등을 볼 시간이 있을 수 없을 것입니다. 항문이라는 것은 커서 언제든지 나갈 것은 나가도록 되어 있습니다. 어디에든 걸터앉으면 나올 것이며 나오지 않으면 안 됩니다. 그것이 나오지 않는다는 것은 음식물

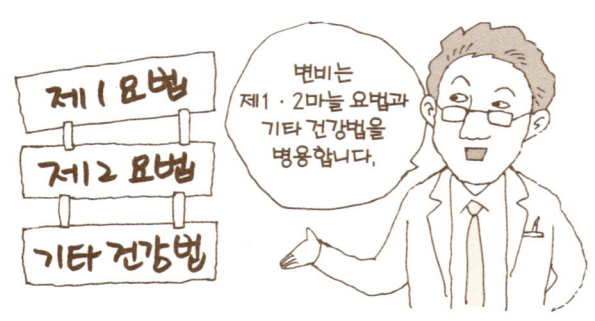

이 잘 소화되지 않고 거치른 채 대장까지 와 있고, 항문 근육의 수축력이 나쁘기 때문이라고 생각합니다. 대체로 장의 질환은 치료가 어렵다고 의학계에서도 말하고 있는 듯하나, 그것은 장기관腸器官이 길기 때문입니다. 장이 나쁘고 열熱이 있으면 변은 토끼똥과 같이 검게 되며 변비와도 관계를 맺게 됩니다.

변비를 치료하는 데는, 첫째로 장내의 열기熱氣를 제거해야 합니다. 소장小腸에 열이 있으면 변비증이 나타납니다. 장통腸痛의 원인이 되는 것입니다.

다음으로 변비는 하반신을 따뜻하게 하고 혈액의 순환을 활발하게 하면 낫습니다. 발이 냉한 사람은 이상하게도 위장이 나쁜 사람이 많은데 발이 차면 항문도 냉하여져서 항문의 수축력이 나빠집니다.

항문의 수축을 좋게 하려면 체온의 균형을 유지하고 항상 인체의 말초末梢까지 혈액의 순환을 좋게 하는 것입니다.

옛날, 절寺에서는 목욕을 매우 중요시 하였습니다. 승려들은 목욕으로 체온의 균형과 건강을 유지하였습니다. 사찰은 목욕탕에 의한 수련장修練腸이었습니다. 옛 선인들의 지혜를 새삼스럽게 생각하게 됩니다.

밖의 냉기가 없어지면 항문이 안전하다고 생각하십시오. 항문이 잘 열리고 변도 분발하지 않더라도 잘 배설되는 것입니다.

허리의 아래를 목욕시에 30분쯤 천천히 따뜻하게 하

십시오. 혈압이 높아지지 않도록 탕의 온도도 섭씨 1도 반쯤 낮추고 '기타의 건강법'에서 '허리 아래의 혈액 순환'과 '발바닥 문지르기' 요법을 힘써 실행하십시오.

3년쯤 전의 이야기입니다.

어떤 딸의 어머니가 기지촌에서 여관을 경영하고 있었습니다. 그 딸은 미국인과 결혼하였습니다. 그 따님은 아들을 낳고 1년 후에 이혼을 하였습니다. 그 원인은 변비였습니다.

변비가 1주일이나 계속되어 어느 유명한 지압사指壓師에게도 찾아가서 한 번에 몇 천 엔씩 하는 치료도 받았습니다. 그러나 전혀 효과가 없고 얼굴은 검게 타고, 육아育兒와 변비로 야위어 드디어 노이로제에 걸리고 말았습니다.

결국, 합의 이혼을 하게 되었고 어머니는 대단히 걱정이었습니다. 그런데 우연히 내가 아는 Y란 사람의 소개를 받고 그 따님이 나를 찾아왔습니다.

과연, 서양인이 좋아하는 세련된 여성이었습니다. 머리털이 곱슬곱슬한 귀여운 아기를 안고 왔습니다. 이혼한 것은 어쨌든 간에 변비만은 꼭 고쳐야겠다고 혈안이 되어 있었습니다. 사정을 들어 보니 아들을 출산할 때에 회음會陰을 잘라 낸 것입니다. 음부와 항문 사이입니다. 절개한 회음을 연결하는 데는 피부와 근육을 겹쳐서 봉합하였습니다. 그 때문에 항문이 둥글게 열리지 않고 삼각형으로 열립니다. 이러한 수술이 변비의 원인입니다만 변비가 이혼의 원인이라니 아주 드문 이야기라고 생각합니다.

여담餘談이 되었습니다만, 이 따님이 1주일에 1회씩 10회쯤, '제6 마늘 건강 요법'으로 치료되었습니다. 물론 변비는 냉을 고치는 일이 가장 중요하므로 '제1 마늘 건강 요법'과 '기타의 건강법'을 자택 요법自宅療法으로 지도하였습니다.

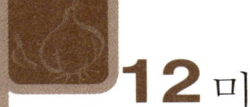

12 미용

「제5 마늘 건강 요법」으로 치료합니다.

미용이라고 하는 것은 얼굴을 아름답게 하는 미용술을 말합니다. 미용술과 마늘과는 무슨 관계가 있다고 생각됩니까?

일반적으로 이상하게 생각하실 줄 믿습니다. 그러나 그 비법을 아신다면 납득이 되실 것입니다.

마늘이 입술 연지가 되는 것은 아니나 마늘을 사용하는 마늘 미용의 매력에 대해서는 직접 자신의 눈으로 확인해 주십시오.

다음과 같이 마늘에 의한 미용법을 설명하겠습니다.

1. 우선 마늘 한 통. 적당히 굵은 것으로 껍질을 벗기고 양 끝을 잘라 버립니다. 그것을 모두 강판에 힘을 가하지 않고 재빠르게 갑니다.
2. 그 강판에 갈은 7, 8쪽의 마늘을 세면기의 3분의 1정도가 되는 물에 타서 마늘즙을 만듭니다. 세면기는 크지도 작지도 않은 보통으로 합니다.

| 지금부터 설명하는 것이 중요한 키포인트입니다. |

3. 마늘즙으로 2분간에 25회 세면을 합니다.
4. 그 다음, 1~2분간 공기 중에 얼굴을 드러냅니다.
5. 그 다음, 새로운 물로 비누를 써서 세면을 합니다. 이렇게 1주일 계속합니다.

그 후로는 1주일에 1회 실행하면 즉각 효과가 눈앞에 나타납니다. 단, 조금이라도 가렵거나 피부가 헐거나 하면 바로 중지하였다가 완치된 후에 다시 시작하십시오.

　마늘즙으로 세면을 하면 얼굴의 잔주름도 없어집니다. 또, 묻힌 김에 손발을 잠깐 씻으면, 이것도 계속적으로 실행하다 보면 피부가 희고 고와집니다.

　그 밖에 마늘 세면을 실행하기 전에 주의할 사항이 있습니다.

　미용의 경우에는 안면顔面의 외측外側에서 마늘즙으로 자극을 주어 혈액 순환을 좋게 하고 신진 대사를 활발하게 하기 위하여 실행하는 것이므로, 모공毛孔을 넓혀 속으로 침투시킬 필요는 없습니다.

　그러므로 마늘 세면 전에는 목욕沐浴하지 않는 것입니다.

　목욕탕에 들어가 모공이 넓게 되어 마늘이 과하게 침투하게 됩니다. 같은 이치로 마늘즙으로 세면하기 직전에 피부를 깨끗이 하는 것이 효과적일 것이라 생각하고 비누로 얼굴을 씻는 것은 역효과를 가져옵니다. 남자라면 면도를 하여도 좋지 않습니다.

얼굴은 때가 묻은 대로가 좋습니다. 사람의 얼굴 피부는 대단히 부드럽기 때문에 마늘이 지나치게 강해서는 안 됩니다.

그래서, 이번에는 마늘의 농도濃度에 대하여 설명하겠습니다.

사람은 가지각색으로 체질의 차이가 있습니다. 마늘로 세면을 하면 얼굴이 화끈거립니다. 그 화끈거린다는 느낌의 기준은 젊은 아가씨가 남성에게 희롱을 당하여 얼굴이 빨갛게 된 때의 느낌입니다.

사모하는 사람을 만났을 때와 같은 느낌입니다. 장작불 곁에서 얼굴이 화끈거릴 때의 최초의 느낌이 그렇습니다.

주 의

① 지나치게 화끈거릴 때는 마늘즙에 물을 더 타서 묽게 하고, 반대로 별 감각을 느끼지 못할 때는 마늘 한 쪽을 더 강판에 갈아서 보충하십시오. 그리하여 이틀째부터는 꼭 알맞은 마늘의 수용액을 만들도록 하십시오.

② 마늘즙이 눈이나 코 안에 들어가지 않도록 하십시오.

③ 마늘즙으로 세면을 할 때 모발 등에 묻게 되면 샴푸 등으로 씻지 않으면 냄새가 가시지 않습니다. 귀찮은 일이니 되도록 모발 등에 묻지 않도록 조심하여 실행해야 합니다.

④ 마늘즙으로 세면한 후, 물과 비누로 깨끗이 씻어 낼 것을 잊지 않도록. 게을리하여 씻지 않으면 얼굴이 마늘 때문에 헐게 되어 낭패를 당합니다.

  마늘은 자연이 주는 선물에 의한 살갗의 음식물이라고 할 수 있습니다. 세면 직후, 벌써 얼굴의 촉감이 다릅니다. 어린아이의 살갗을 만지는 촉감입니다.

마늘 세면법은 간단하고 또한, 값싸게 할 수 있는 좋은 미용법입니다.

13 무좀

「제4 마늘 건강 요법」으로 치료합니다.

이 요법은 환자 자신으로서는 치료할 수 없기 때문에 누군가에게 치료를 의뢰하지 않으면 안 됩니다.

치료시에 갖추어야 할 것을 열거하겠습니다.

- 치료해 줄 사람
- 유약안티프라민, 바셀린 등
- 유지油紙
- 가제
- 탈지면
- 삶은 타월
- 비닐 봉지

- 요드팅크
- 강판에 갈은 마늘분량은 환부의 크기에 따라 다르므로 다음 설명의 표준량 참조 그 속에 요드팅크를 소량 넣습니다. 강판에 갈은 마늘만으로써는 피부 위에 얹어 놓아도 빛깔이 비슷하므로 마늘층의 두께를 짐작하기 어렵습니다. 그래서, 두께를 쉽게 알게 하기 위하여 요드팅크를 혼합하여 색을 내는 것입니다. 머큐로크롬도 좋습니다. 단지 양자를 혼합하여 사용하는 것은 절대로 안 됩니다.

🧄 치료 방법

1. 환자는 엎드려서 발바닥이 천장을 향하도록 자세를 합니다.
2. 삶은 타월로 발을 깨끗이 씻습니다.
3. 치료하는 사람은 환부와 환부가 아닌 부분을 잘 분별하여 환부에만 마늘이 닿도록 환부 이외의 부분에는 유약을 바릅니다. 이것은 환부의 피부는 무좀

균에 침해되어 있으므로 마늘의 자극에 견딜 수 있으나, 환부가 아닌 피부는 마늘로 인하여 헐게 될 우려가 있기 때문입니다.

4. 준비하여 둔 마늘을 환부에 얹습니다. 이때, 증상의 정도에 따라 얹어 놓은 마늘의 두께가 달라지므로 다음의 설명을 잘 읽어 보십시오.
5. 얹어 놓은 마늘을 가제로 쌉니다. 이것은 마늘이 피부에 꼭 붙고 옆으로 퍼져 나가지 않도록 하기 위함입니다. 주의할 점은 너무 강하게 싸지 않는 것입니다.
6. 그 위에 유지를 감습니다. 이것은 마늘의 성분이 외부로 달아나지 않고 내부로 침투시키기 위함입니다.
7. 유지 위를 탈지면으로 감고, 그 위를 타월로 감쌉니다. 탈지면을 감싸는 것은 일종의 스프링 작용으로 마늘을 고루 부드럽게 침투시킬 수가 있습니다.

8. 타월 위를 비닐 봉지로 감고 싸서 시간을 기다립니다.
9. 치료 시간과 마늘의 분량

(가) 환부가 빨갛게 짓물러 있는 증상症狀인 경우입니다. 빨갛게 껍질이 벗겨진 환부라 하여도 여러 가지 증상이 있으나, 몹시 빨갛게 된 곳은 1밀리미터, 비교적 경상인 곳은 2밀리미터 가장 경상인 곳은 3밀리미터로 마늘을 얹습니다. 이때, 시간이 중요합니다. 8분에서 19분 정도가 적당합니다. 대단히 통증이 심합니다만 참고 견디어야 합니다.

(나) 중상인 것과 경상인 것이 함께 있을 때, 건조한 부분과 건조하지 않는 부분이 있는 증상에 마늘의 두께는 1~5밀리미터가 적당합니다. 중상인 부분건조하지 않는 부분일수록 마늘을 엷게, 경상건조한 부분일수록 마늘을 두껍게 얹습니다. 이때의 시간은 10분에서 16분 정도가 적당합니다.

(다) 무좀 증상 중에서 가장 많은 경우가 수포水泡의 증상입니다. 발가락 사이 등에 수포가 많이 생겨 있을수록 마늘은 얇게1밀리미터, 수포가 적을수록 두텁게5밀리미터 마늘을 얹습니다. 시간은 15분에서 29분 정도가 적당합니다.

(라) 건조한 피부가 벗겨지기 쉬우며 몹시 가려운 증상의 무좀에 마늘의 두께는 전체의 4밀리미터에서 5밀리미터로 두툼하게 사용하고, 시간은 25분에서 40분이 적당합니다.

먼저 강판에 갈아서 준비할 마늘의 분량은 한 쪽 발바닥 전체가 무좀에 걸렸을 경우에는 15쪽, 발가락이라면 4쪽, 발꿈치뿐이면 5쪽 정도입니다. 이것은 대략적인 기준이므로 되도록이면 마늘을 많이 준비하여 충분한 분량을 사용하는 것이 효과적입니다.

이상 설명한 방법으로 치료해 나가면 차츰 환부가 더워지고 그에 따라 통증이 심하여집니다. 마늘이 점차로

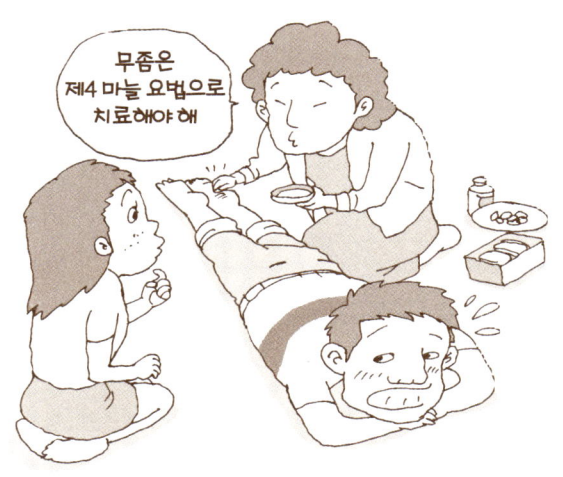

침투하여 무좀의 균과 싸우고 있는 것입니다.

통증이 최고로 정점에 이르렀을 때에 그 통증은 당분간 계속합니다. 그것을 참고 있으면 통증이 완화되어 다음에는 둔하여져서 통증을 느끼지 않게 됩니다.

그 시점時點에서 무좀의 균이 살균된 상태에 놓이게 됩니다.

가지각색으로 통증을 느끼는 것이 다릅니다만, 감각이 둔하여진 시점증상별로 표시한 시간 내에서 물로 깨끗이 씻어 냅니다. 발가락 사이는 공들여 마늘이 남지 않도록 알뜰히 씻어 낼 것이며, 비누는 사용하지 말아야 합니다.

이와 같이 환자의 감각으로 판단하므로 증상에 따라 시간의 폭을 다르게 한 것입니다.

치료 후, 당분간은 통증이 남아 있으나 시간이 경과함에 따라 통증의 정도가 약해지므로 참아야 합니다.

사람에 따라서는 치료 후, 환부가 붓거나 치료한 지 2, 3일 후에 가려워지는 수가 있으나 걱정할 필요는 없습니다. 열흘쯤 후에는 껍질이 벗겨지고 무좀은 고쳐집니다.

또한, 무좀이 손에 났을 때에도 치료법은 마찬가지입니다. 치료의 준비가 귀찮게 여겨지거나 통증을 무서워할 사람이 있을지도 모르겠으나, 단지 한 번뿐이니 실제로 무좀으로 고통을 당하고 있는 사람이라면 그 정도는 참을 수 있으리라고 생각됩니다.

이 요법에 의하여 전국에서 무좀을 몰아내 주십시오.

다만 이 요법은 가정 요법으로써는 가장 곤란한 것이기 때문에 잘 읽고 틀림없이 세심한 주의하에 실행하여야 합니다.

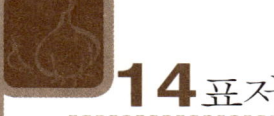

14 표저

「제3 마늘 건강 요법」으로 치료합니다.

표저란 생인손·생인발을 말합니다. 이것은 손·발가락의 급성화농성 염증急性化濃性炎症으로 손·발톱 뿌리가 욱신거립니다. 아프지만 의사 선생은 "조금 더 화농될 때까지…"라고 말할 뿐, 아무런 조치도 취하지 않습니다. 곪을 때까지 내버려 둡니다. 흔히 귀와 치통이 가장 아프다고 말합니다. 표저는 이것보다 훨씬 더 고통스럽습니다. 아침부터 밤까지 천장을 향하여 손을 쳐들고 만세를 부르는 환자가 있습니다. 손의 위치를 높이 올리고 있으면 통증이 경감되는 것처럼 느껴집니다.

다음날, 병원에 가서 울며 애원해 보아야 아직 손을

써주지 않습니다. 그 밤에는 더욱 통증이 심하여져서 온 집 안에 소란을 일으킵니다. 그리하여 환부가 반쯤 곪았을 때에야 겨우 메스를 대고 수술을 해서 생손톱을 뽑아냅니다. 심한 고문이라고 나는 생각합니다.

새 손톱이 살아나기까지는 약 5개월이 걸립니다. 그동안, 손 끝으로 하는 일을 못할 뿐 아니라 식사를 하는 데도 부자유스럽습니다.

이 표저도 1회의 마늘 요법으로 낫습니다. 손톱 밑에 염증이 생겨서 참을 수 없을 때입니다. 지금 나 있는 손톱을 뽑지 않고 그대로 통증도 가라앉는 방법을 소개하겠습니다.

1. 우선 바늘 끝을 불에 구워 소독하십시오. 양초나 성냥불로 충분합니다. 약간 아픕니다만 바늘로 환부의 손톱 밑 손톱과 살의 사이에 구멍을 냅니다. 아주 약간만 구멍이 뚫리면 됩니다. 이곳으로 마늘을 침투시키는 것입니다.

2. 앓고 있는 환부의 주위에는 유약油藥을 두텁게 바릅니다. 왜냐하면, 환부에는 높은 열이 있으므로 마늘에 견딜 수 있으나, 건강한 피부에는 마늘에 견디어 낼 힘이 없으니 유약을 발라서 보호하는 것입니다.
3. 강판에 갈은 마늘을 환부에는 5밀리미터 · 손톱 위에는 20밀리미터의 두께로 얹습니다.
4. 그 위를 기름종이로 쌉니다. 다시 그 위에 탈지면을 대고 힘을 가하지 않고 잠시 가볍게 누릅니다. 조금 전에 바늘로 뚫은 부분으로 마늘이 침투합니다. 손톱은 감각이 없으므로 손톱 위에 올려놓은 마늘은 마늘의 에너지 탱크 역할을 합니다. 욱신거리던 손가락의 통증이 약 7분 동안에 사라집니다. 7분간으로 치료를 중지하고 마늘을 씻어 냅니다. 그 다음, 한 시간 후에 다시 한번 같은 방법으로 치료해 주십시오.

주 의

① 바늘의 사용법인데 손톱 밑 속으로 마늘이 침투하면 되니까 구멍을 크게 뚫을 필요는 없습니다.

② 화끈거리는 아픔을 느꼈을 때 빨리 손을 쓰는 것이 치료상 유리합니다.

15 통풍

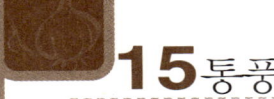

「제3 마늘 건강 요법」으로 치료합니다.

통풍通風**이란** 병은 양쪽 발등이나 엄지손가락 뿌리 등의 관절이 하룻밤에 빨갛게 부어 아픈 것과 이와 못지않게 아픔을 느끼는 것 두 가지가 있습니다. 욱신거리는 통증과 함께 보행이 곤란해지고 몸을 자유스럽게 가누지 못하게 됩니다.

특히 육식을 좋아하는 사람, 체내의 장기臟器가 나쁜 사람, 일반적으로 중년 남성에게 많은 병입니다.

이 통증의 원인은 혈액의 순환이 적어져서 그 부분의 근육이 급격히 수축할 때에 통증을 느끼게 됩니다.

붓지 않는 경우에는 근육이 내리고, 빨갛게 부어 있

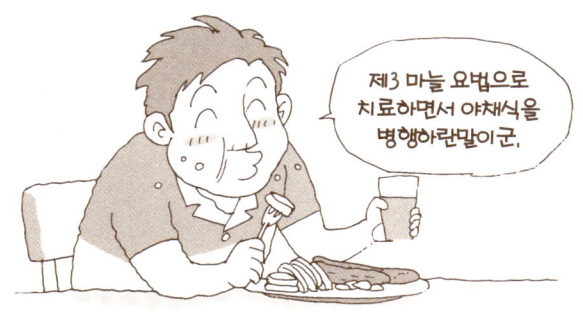

는 경우에는 피가 순환하지 않게 되어 그 부분에 응집합니다.

자, 이젠 치료법입니다만 환부 이외의 주위를 유약으로 두껍게 바르고, 강판에 갈은 마늘을 3밀리미터 정도의 두께로 환부 위에 얹어 주십시오.

그 위에 가제를 한 장 놓고 또, 그 위에 유지를 얹고 다시 그 위에 탈지면을 얹어 가볍게 누르듯이 약 4분간,

그리하면 아픔이 거의 없어집니다. 응집하고 있던 혈액이 환원하여 혈액의 순환이 원상태로 되돌아간 것입니다. 다음은 물로 깨끗이 씻어 내십시오. 재차 통증이 일어날 때는 12시간 후에 다시 한번 실행하십시오.

'제3 마늘 건강 요법' 이외에 내장의 작용을 돕기 위하여 또 체질 개선을 위하여 '제1 마늘 건강요법'을 20일간 병용併用하고 식사의 내용을 약간 변경하여 주십시오.

내용을 변경한다는 것은 야채식을 주로 한다는 것입니다. 특히 강판에 갈은 무를 하루에 1회 한 공기 정도를 약간의 간장을 쳐서 매일 먹습니다.

요즘은 무가 1년 내내 있으므로 야채식의 중심으로 이용하면 체질 개선에 큰 효과가 있습니다.

16 티눈

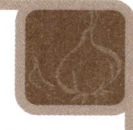

「제3 마늘 건강 요법」으로 치료합니다.

발바닥에 생기는 것으로, 나는 저두底豆라고 합니다만 티눈입니다. 또는 계안창鷄眼瘡이라고도 합니다.

피부의 일부가 딱딱하게 굳어져서 두껍게 되고 가운데에 둥근 눈과 같은 것이 생깁니다. 커지면 신발에 닿아서 걷는 데에도 깜짝깜짝 놀라게 됩니다. 심한 사람은 티눈을 5, 6개씩 가지고 있어서 보행에 매우 곤란한 사람이 있습니다.

염증을 일으키는 수도 있습니다. 현대 의학으로는 환부를 외부에서 절제합니다. 환부뿐만이 아니라 주위의 근육도 절제切除하므로 심한 사람은 발등이 엷어질 정도입니다. 수술로도 티눈의 뿌리까지는 도려 내지 못하기 때문에 재차 돋아나는 수가 종종 있습니다. 티눈을 완전히 도려 내는 것은, 현대 의학으로써는 곤란하다고 말합니다.

그런데, 마늘로 티눈을 자르지 않고 뿌리까지 도려 내는 방법을 말씀드리겠습니다. 더욱이 자택에서 할 수 있는 가정 요법입니다. 이것도 '제3 마늘 건강요법'입니다.

1. 먼저 마늘을 강판에 갈아 놓습니다. 그 분량은 환부의 크고 작음에 따릅니다.
2. 환부인 티눈만이 나타나도록 구멍을 뚫은 유지油紙로 지형紙型을 만듭니다.
3. 티눈 주위에 유약油藥을 바릅니다.
4. 뚫은 구멍으로 티눈을 나오게 하고 유약을 바른 위에다 지

형을 놓습니다. 이것은 환부외의 건강한 피부를 보호하기 위함입니다.
5. 티눈 위에, 같은 마늘을 7밀리미터 정도의 두께로 얹고 다시 환부의 마늘 위에 유지를 덮습니다. 이 유지는 마늘의 에너지가 달아나지 않도록 막기 위함입니다.
6. 따갑거나 가렵더라도 또, 약간 화끈거리더라도 참고 견디어 30분이 지난 후 마늘을 떼어 냅니다.

 이것을 이틀에 한 번씩 실행합니다. 1개월만 계속하면 차츰 티눈의 뿌리가 불어나서 위로 올라옵니다. 티눈 아래에 새살이 돋아나 티눈이 쏙 빠집니다. 그렇게 되면 밟아도 아프지 않습니다.

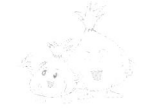

17 대머리 · 거웃 陰毛

「제5 마늘 건강 요법」으로 치료합니다.

어진 사람에게 대머리가 많다는 말이 있습니다.

그러나 일반적으로 대머리보다는 모발이 풍성한 편을 좋아하나 봅니다. 그러므로 대머리에 대하여 말하지 않을 수 없습니다.

우선, 화상火傷이나 그 밖의 외상外傷으로 모근毛根이 상실된 부분에는 털이 나지 않습니다. 종자가 없는 곳에 아무리 비료를 뿌려도 싹이 돋아나지 않는 것과 같은 이치입니다. 모근이 있으면 일반적으로 털이 납니다.

다만 체질에 따라 머리숱이 많고 적은 차이가 있습니다만 털이 있는 것은 틀림없습니다. 대머리의 연령에는 빠르고 늦은 차이가 있어서 가지각색입니다. 그리고 나이를 따라 차츰차츰 벗겨지는 것이 대머리입니다.

대머리를 유전이라고 하는 설도 있습니다만 형제가 반드시 대머리가 된다는 법은 없는가 봅니다.

통설에 의하면 대머리는 30살부터 시작한다고 합니다. 그러나 현대 의학은 젊은 분의 대머리는 유전이 아니라고 보고 있습니다.

또, 남자에 대머리가 많고 여자에게는 대머리가 적습니다. 여자는 매일 빗이나 브러시로 모발에 자극을 줍니다. 그리고 머리를 감습니다.

이 횟수가 여자는 남자보다 많습니다. 이것도 이유의 하나입니다. 그러니 남자들도 힘써 빗이나 브러시로 모발 손질을 게을리하지 않아야 합니다. 그렇다고 모근을 상하게 하는 난폭한 마사지는 상식 외의 짓입니다.

여자의 모발이 긴 것도 보온상의 효과가 있어서 대머리 예방에 도움을 줍니다. 추우면 대머리가 됩니다. 냉한冷寒은 대머리의 원인입니다. 번질번질한 대머리 거지는 없습니다. 대개 더부룩한 머리를 하고 있습니다. 요즘의 장발족도 이런 점에서는 유리합니다. 그러나 머리 손질은 항상 깨끗이 해야 합니다.

머리가 가렵지 않은 사람은 혈액 순환이 나빠서 신진대사가 좋지 못합니다. 따라서 비듬도 나지 않습니다.

그와 반대로 비듬이 많다는 것은 신진 대사가 왕성하다는 증거입니다. 결국 비듬이 생긴다는 것은 머리숱이 많다는 것입니다. 다만, 예외적으로 모발의 질환으로 인하여 비듬이 생기는 사람도 있습니다. 이것은 병이므로 어언간 모발이 빠지게 됩니다. 이 질환도 마늘 요법으로 고칠 수 있습니다.

자, 그러면 대머리를 고친다면 무좀약과 마찬가지로 이 또한 노벨상 수상감이라 하겠습니다. 여기에서 드디어 마늘 요법으로 대머리를 치료하는 비법을 설명하겠습니다.

1. 가제로 탈지면을 싸서 둥근 솜뭉치를 만듭니다.
2. 굵은 통마늘을 하나 반 정도 까서 양끝을 잘라 냅니다. 그 다음 마늘을 모두 강판에 갈아서 냉장고에 넣어 둡니다.

    ※ 1, 2는 욕조에 들어가기 전에 준비해 둡니다.

3. 욕조 속에 들어가 전신을 따뜻하게 하면서 머리의 대머리가 된 부분을 탕물로 축인 타월을 얹는 온습포溫濕布를 몇 번이고 계속합니다. 타월이 식으면 다시 따뜻하게 하며, 몸도 충분히 따뜻하게 될 때까지 계속 되풀이합니다.
4. 몸이 충분히 더워지면 세면기에 3분의 1정도로 물을 채워, 마늘즙을 만들어 1의 솜뭉치를 적셔서 대머리가 된 모근毛根에 문질러 마늘을 침투시킵니다. 마늘즙이 머리에서 흘러내려 눈에 들어가게 된다면 큰일입니다. 그러니 수건으로 머리를 둘러매는 것이 좋겠습니다.
5. 3분 정도 대머리 부분에 침투시킨 후 다시 3분 정도 바람을 쏘입니다. 이렇게 마늘을 모근에 침투시킵니다.
6. 다음 수돗물로 비누를 써서 깨끗이 마늘즙을 씻어 냅니다. 이런 요법을 매일 계속합니다.

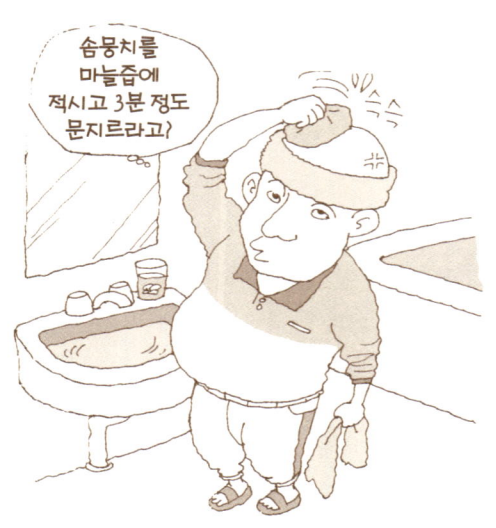

2개월 정도면 갓난아기의 머리털 같은 털이 돋아나게 될 것입니다.

여생을 대머리로 지내느냐, 어떠느냐 하는 갈림길입니다. 2개월 정도의 끈기가 필요합니다. 그러나 조금이라도 가렵거나 피부에 이상이 있을 때는 그것이 완전히 나을 때까지 중지해야 합니다.

이 요법에서는 2와 4에서 말한 바와 같이 세면기의 3분의 1의 물에 통마늘 하나 반 정도의 분량을 용해시킨 마늘즙을 사용하는데, 사람은 가지각색으로 각기 감각에 차이가 있습니다. 이 요법에서는 마늘즙을 머리에 발랐을 때의 감각이 가장 중요합니다.

머리에 발랐을 때, 따뜻하게 느껴지는 경우가 가장 적당한 농도입니다.

아무런 감각이 없을 때나 뜨겁게 느껴질 때는 농도가 적당하지 못합니다. 날마다 계속하는 요법이므로 다음 날은 전일의 형편을 잘 기억하여 두었다가 같은 양의 마늘을 사용하였다고 하더라도 따갑게 느꼈던 사람은 약간 물을 보충하고, 아무런 감각도 느끼지 않았던 사람은 약간 물을 적게 하십시오.

이것이 이 요법의 주의 사항입니다.

또 하나 덧붙여 말씀드릴 것은 마늘즙은 여름에는 3

분간, 겨울에는 5분간으로 약효가 사라진다는 것은 이미 말한 바와 같습니다. 중요한 것은 타이밍에 문제가 있습니다.

대머리가 더운 물수건으로 훈훈하게 열이 올라 수용 태세가 OK일지라도 긴요한 마늘이 효력을 상실하였다면 만사는 허사입니다. 그러니 애처愛妻의 도움이 바람직합니다.

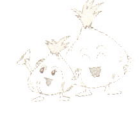

18 정력·성능력·불임

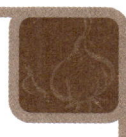

「제1·제2 마늘 건강 요법」과 병용하여
기타의 건강법으로 치료합니다.

중년을 넘어선 신사분들에게 서서히 다가오는 근심거리는 감퇴되는 정력과 성능력입니다.

내가 경영하는 철공소에 근무하는 종업원들 중엔 지방에서 온 젊은이가 많습니다. 그들이 고향에 돌아가서 소문을 퍼뜨려 환자 중에는 의외로 지방 사람들이 많습니다. 그런 환자 중의 한 사람으로, 서해안의 한 항구에서 찾아온 이가 있었습니다. 참으로 품위 있는 노인이었습니다. 체력은 작은 편이었으나 혈색이 좋았습니다. 이 노인은 의사로부터 위궤양이란 선고를 받고 계속 병원에 다녔으나 좀처럼 좋아지지 않았습니다. 마침 우리 공장에서 일하던 청년으로부터 "마늘 미치광이에게 가 보십시오."
라는 권유를 받고 내 연구소를 찾아왔다고 합니다.

나는 마늘미치광이의 이름이 일개 어촌에까지 알려졌다니 만족하기도 하였으나 한편 쑥스럽기도 하였습니다. 듣자니 노인은 연세가 85세라고 합니다. 나는 '제6 마늘 요법'을 실행한 후, 집이 멀기 때문에 가정에서 실행할 수 있는 '제1 마늘 건강 요법'을 상세히 가르쳐 주었습니다. 그리고 이 노인에 대해선 까맣게 잊고 있었습니다. 그런데 3개월쯤 지나서 이 노인이 어느 날 연구소를 찾아왔습니다. 현관에서 나에게 합장을 하고 서 있는 것이었습니다.

"왜, 그러십니까?"

"선생, 섰습니다."

"섰다니요?"

어떻게 된 일인가고 물었더니 85세의 노인이 말하는

것입니다.

"그것이 말입니다 선생."

나는 웃었습니다.

"그것은 매우 경사스러운 일입니다."

"선생, 대단히 감사합니다."

하고 노인은 계속 합장하고 섰습니다.

내가 가르친 대로 마늘을 사용하는 사이에 위장병胃腸病뿐 아니라 성능력도 회복되었던 것입니다.

과연 마늘입니다. 어쨌든 마늘의 효험에는 새삼스럽게 감동되었습니다.

"그것은 거듭거듭 경사스러운 일입니다. 위장도 괜찮습니까?"

"위장도 나았습니다."

"그보다 더 반가운 일이 없습니다. 그런데, 오늘은 무슨 일입니까?"

"딸을 데리고 왔습니다."

"선생님, 잘 부탁드립니다."

85세의 아버지를 모신 62세의 딸이 말하는 것이었습니다. 노인은 아직도 나에게 합장한 채로 말하였습니다.

"딸도 위가 탈이 났습니다. 게다가 저… 그쪽에도 마늘의 효험이 있을까요?"

"물론이지."

나는 진지한 표정으로 대답했습니다.

"그러나 합장은 그만두시지요. 저는 신이나 부처가 아닙니다. 노인과 같이 연세가 많은 분에게서 합장을 받으니 제가 송구스럽기 그지없습니다."

결국은 또 웃음을 터뜨리게 되었습니다. 성능력의 감퇴는 남자분의 문제이겠지만 여성들에게도 이런 화젯거리가 되는 법입니다.

나이가 연만한 분으로 처음부터 "일어서게 해 주시오"라고 말하는 이는 의외로 드문 것 같습니다.

이러한 말을 하는 자체가 수치스럽게 생각하여 삼가

하고 있는지도 모릅니다.

그러나 젊은 사람들이 '발기 부전'으로 그의 어머니가 따라와서 "어떻게든 좀 잘 봐주십시오"라고 애걸하는 사례가 있습니다. 아직 결혼하지 않은 사람들입니다.

나의 견해로는 최근에 허약아虛弱兒들이 많은 것 같습니다. 고향을 떠나서 하숙 생활을 하고 있는 대학생 등에서 흔히 볼 수 있습니다.

고향을 떠난 후 자연식을 잊게 되는 것이 가장 큰 원인입니다. 하숙 생활로 불규칙한 비영양非營養에 빠지는 것도 나쁩니다. 음식물의 균형을 깨뜨리는 것도 안 됩니다. 마작을 하고 인스턴트 식품만 먹고 있다면 말할 나위도 없습니다. 20세의 젊은이가 60세의 노인의 스태미나밖에 없습니다.

충분히 영양을 섭취하고 체력을 기르면 발기됩니다. 조국의 장래를 짊어질 청년들입니다. 튼튼히 자라서, 이 85세의 노인에게 지지 않도록 해야 합니다.

여기에서 또 한 가지 말씀드릴 것이 있습니다. 기력이 없는 사람은 가장 다루기가 힘듭니다. 발기할 힘, 발기하고 싶은 기백만 있다면, 반드시 훌륭하게 발기할 것입니다. 마늘의 '제1·제2 마늘 건강 요법'으로 용기백배하여 분투하십시오. 4년이고 5년이고 발기되지 않았던 사람으로서 3개월간의 마늘 요법에 의하여 발기되었다는 감사의 편지를 보내 온 사람이 있습니다.

다음은 불임不妊 이야기를 하겠습니다.

불임의 이유도 여러 가지 있습니다.

우선 성교 불능性交不能. 성교 불능은 불임입니다. 이것은 결핵이나 임질, 고환염 등이 원인이 됩니다. 여성에게도 마찬가지 경우가 불임의 이유가 됩니다.

다음으로 하반신의 냉冷이 문제가 됩니다.

냉하다는 것은 종자의 죽음을 뜻합니다. 따라서 온천溫泉탕에 들어가면 씨앗을 얻는다는 말을 수긍할 수 있습니다. 냉한 사람은 열량이 많은 식품食品을 충분히 섭취하고, '기타의 건강법'에 의하여 허리부터 아랫부분을 따뜻하게 하면 자식을 얻을 수 있습니다. 열량熱量이라고 말하지만 그것은 피血를 의미합니다. 마늘은 혈액순환을 원활하게 합니다.

S시에서 고철古鐵을 취급하고 있는 분의 아직 젊은 부인이 있습니다. 나도 철공소를 경영하고 있었으므로 지금까지도 다소 거래가 있습니다. 오랜만에 만났더니 안색이 아주 나빴습니다. 물어보았더니 흉부 질환胸部疾患으로 지난 2년 동안을 병원에 다녔다는 것입니다.

동업同業이었다는 인연으로 나는 곧 마늘을 가지고 가서 '제2 마늘 건강 요법'을 상세히 가르쳐 주었습니다. 그로부터 반년 후에 만났더니 안색도 좋아지고 "나오게 되었어요"라고 웃으면서 말합니다. 무슨 뜻인가고 반문했더니 경도經度 이야기라면서 병을 앓게 되고부터는 오랫동안 끊어졌었다고 합니다.

"그건 경사로군요. 그렇다면 영감님께 부지런히 사랑

을 받아서 이번엔 옥동자를 낳아야죠."

 나도 웃으면서 농담을 했더니 그 농담이 진담이 되었습니다. 부인은 그 후 배가 동산만큼 커지더니 귀여운 옥동자를 분만하였습니다. 대단히 기뻤던 모양으로 나를 만날 때마다 그 부부는 다 같이 나에게 농담조의 인사를 합니다.

 "마늘 아저씨, 이놈이 마늘 아들이랍니다."

 눈에 넣어도 아프지 않을 듯이 몹시 귀여워합니다.

 나는 자식을 낳지 못해 한탄하는 사람들에게 항상 이렇게 말합니다.

 "두 분이 오시오. 자식은 두 분께서 만드는 것입니다. 내가 만들게 해 드리지요. 저는 만드는 심부름을 하겠습니다."

19 종기

「제3·4 마늘 건강 요법」으로 치료합니다.

종기를 치료하는 마늘 요법을 설명하겠습니다.

1. 종기 주위의 건강한 피부에 유약油藥을 발라서 보호하는 것은 무좀의 경우와 같습니다.
2. 종기 위에 강판에 간 마늘을 덮는 방법입니다.
   살가죽이 부풀어 올랐을 때에는 높은 곳일수록 열熱이 많습니다. 꼭지 부분에는 5밀리미터, 아랫부분에는 2밀리미터쯤으로 마치 뜸을 뜨는데 약쑥을 얹는 요령으로 마늘을 얹습니다.
3. 그 위에 유지油紙를 덮습니다.
4. 환부가 화끈거리게 되면 2~4분간 유지와 마늘을 걷

어 내고 물로 깨끗이 씻습니다.

하루에 1, 2회 치료합니다. '제3 마늘 건강 요법'을 실행하는 셈입니다. 이렇게 수일간 계속하면 본인도 모르는 사이에 소멸됩니다.

종기가 작은 경우에는 '제4 마늘 건강 요법'을 사용합니다. 마늘을 2밀리미터 정도의 두께로 둥글게 잘라 환부에 붙입니다. 그 다음의 치료의 요령은 앞의 경우와 같습니다.

면종面腫이라는 것은 보통 종기와 같습니다만 종기가 발생하는 부위에 따라 이렇게 부릅니다. 그러므로 치료 방법도 일반적인 종기와 같은 요령으로 행해집니다. 얼굴 주위에 나는 종기를 면종이라고 합니다.

가까운 농촌에서 채소를 판매하는 60세 가량의 노인의 이야기입니다. 왼발의 종아리가 만월滿月과 같이 부어 올라 가지색이 되었습니다. 의사는 발을 절단해야 한다는 진단을 내렸습니다.

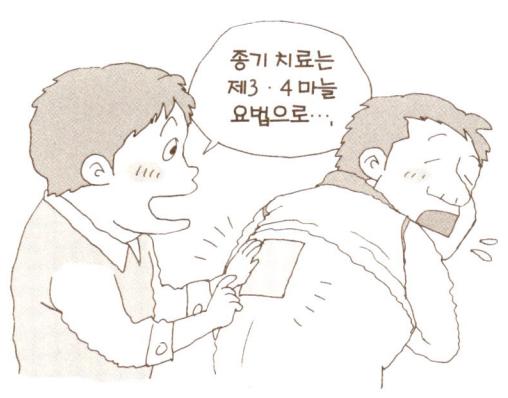

그는 부처에게라도 의지하듯 친구로부터 이야기를 듣고 내게로 달려왔습니다.

"절단하면 안 됩니다. 마늘이 어떻게든 해 줄 겁니다."

'제3 마늘 건강 요법'을 실시했습니다. 하루 걸러 다녀서, 세 번으로 종기가 가라앉고 통증도 사라졌습니다.

"노인장, 병원에 다니고 있지요. 그래 의사 선생이 뭐라 합니까?"

"이제 안 와도 좋소. 이런 사례는 처음 보는데…어이없는 모양이에요."

다시 장사를 하게 되었다고 대단히 기뻐하며 얼굴에 웃음을 띄었습니다.

이것은 잘 된 예의 이야기입니다만 말이 난 김에 이번에는 매우 딱한 사례를 하나 말하겠습니다. 나의 친척이 되는 사람입니다.

시장에 갔다가 넘어진 것이 원인이 되어 양다리가 자색紫色으로 부어 올라 걷지 못하게 되었습니다.

의사를 찾아갔더니 이것은 절단하는 도리밖에 없다 해서 무참히 양다리를 절단해 버리고 말았습니다.

남도 아닌 만큼 조금만 일찍 알았더라면 마늘 요법으로 절단하지는 않았을 것을…하고, 그의 얼굴을 대할 때마다 마음에 걸립니다. '마늘광狂'이라고 친척들로부터 백안시당하던 때의 일이니까 십수 년 전의 일이었습니다.

20 기타

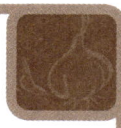

지금까지 설명한 것은 누구나 할 수 있는 마늘의 가정 요법입니다. 나에게 상담이나 치료를 부탁하는 분들의 사례에서 몇 가지를 소개하면서 마늘의 '제1 마늘 건강 요법'에서 '제5 마늘 건강 요법'까지 아울러 '기타의 건강법'을 사용하여 지금까지 내 손을 거쳐서 완치한 사례가 있는 질환입니다.

그러나 여기에서 특히 강조하고 싶은 것은 항상 질병에 걸리지 않도록 하기 위하여 마늘의 '제1 마늘 건강 요법', '제2 마늘 건강 요법'을 십분 이용하는 것이 효과가 크다는 것입니다.

"마늘 팬은 병을 모른다"는 사실을 깊이 명심하시기 바랍니다.

🧄 고혈압 · 뇌졸중 뇌출혈 · 뇌연화증 · 중풍

이 병들은 여러 가지 이름으로 불리고 있으나 마늘 요법의 견지에서 본다면 이들은 사촌 간과 같은 것으로 같은 병으로 다루어도 좋을 것입니다.

고혈압의 원인이 혈관의 노후 현상 즉 콜레스테롤의 축적蓄積 등이라는 사실은 일반적으로 잘 알려진 것입니다만, 세밀히 따지면 여러 가지 이유가 있습니다.

고혈압은 인체의 각부에 고장과 병을 발생케 합니다. 그 중, 뇌에서 발생한 것이 뇌졸중입니다. 뇌출혈 · 뇌연화증 · 중풍 등의 병명을 통틀어 뇌졸중이라 합니다. 혈관이 터져서 뇌 안에서 출혈하는 것이 뇌출혈, 동맥 경화 등으로 혈관이 막히는 것이 뇌연화증腦軟化症. 그로 인한 손 · 발의 운동 마비, 반신 불수가 되는 것이 중풍입니다.

뇌출혈은 안색이 붉어지며 뇌연화증은 안색이 파래지는데, 모두 고혈압과 관계하고 있습니다.

혈관은 소중한 것이지만 그 중에서도 특히 중요한 작용을 하는 것이 터지면 더욱 위험합니다. 생명을 구했다 치더라도 부자유스런 몸이 됩니다.

나의 선배라고 하기에는 너무나 훌륭하신 분입니다. 고향의 대선배로 문구文具 계통으로 전쟁 전부터 잘 알려진 C회사의 창설자입니다. 전쟁 전부터 이미 백만장자로서 유명한 사람입니다.

이 이야기는 15년 전의 일입니다.

어느 날 나는 내가 계획한 일에 대해서 상담하려고 그 분을 찾아갔습니다. 이야기를 나누면서 관찰을 하는데 아무래도 몸놀림이 이상하게 여겨졌습니다. 중풍에 걸려 있는 것을 알았습니다. 그러나 그 선배분은 그런 사실을 전혀 깨닫지 못하고 이렇게 말하는 것입니다.

"우리 아들 녀석은 잠깐이면 다녀올 곳도 나를 자동차에 태운다네. 회합이 있어 늦을 테니 먼저 돌아가라 해도 말을 듣지 않고 기다렸다가는 나를 자동차에 태우고, 어디를 가든 자동차, 자동차 하여 조금도 걸어다닐 수가 없게 하니 몸이 이렇게 부자유스럽게 되었네."

그분은 아마 자신이 중풍이 걸려 있다는 사실을 모르는 듯하였습니다. 그러나 수년 후에 그분은 세상을 떠났고 몇몇 사람들로부터 죽은 전후의 상태를 듣게 되었습니다.

그 결과 내가 알게 된 사실은, 역시 본인은 중풍이었다는 것을 몰랐다는 것입니다. 그리고 후배인 나로서는,

"인간은 가급적 걷지 않으면 안 된다. 낭비를 해서는 안 된다. 건강이 제일이고 아무리 돈이 썩을 만큼 있다 한들 목숨과는 바꿀 수 없다."

는 진실을 가르치고 싶었던 것입니다.

여담입니다만, 나는 요사이 매일 아침 새벽 4시 반에

일어나 자택에서 마늘 치료 연구소까지 13킬로미터의 길을 3시간 반이나 걸어 다니고 있습니다.

마늘과 그리고 이 걷는 습관으로 나는 병을 모르고 지냅니다. 선배의 부음을 듣고 나는 걷기 시작했습니다. 혈액을 청정화淸淨化하는 것입니다.

그리고 허리 아래의 입욕入浴으로 따뜻하게 하며, 혈액 순환을 활발하게 하는 등… '기타의 건강법'도 힘써 실행하였습니다.

중풍은 '제6 마늘 건강 요법'으로도 약 반 년쯤 시간을 요합니다. 왜 중풍에는 반 년이나 시간을 요할까요?

커다란 혈관이 터졌으니 부근의 작은 모세 혈관에 어떻게든 자극을 가하여 커다란 혈관의 대역을 맡을 수 있도록 하지 않으면 안 됩니다. 그러니 반년이란 세월이 자연히 요합니다.

심장 心臟

심장은 인간의 펌프로서 차량으로 비유하면 엔진입니다. 인체에 필요한 산소와 영양을 체내에 고루 보내고, 노폐물을 배설하는 것이 혈액입니다. 그 혈액을 움직이게 하는 것이 심장입니다. 그러한 심장의 장애로 숨참, 동계動悸·심장 비대·협심증·판막증 등 여러 가지 질환이 발생합니다.

이들을 통틀어 심장병으로 보고 마늘 요법으로 치료하면 됩니다.

다만, 선천적으로 기형적인 심장은 예외가 됩니다. 이것은 애당초 벽이나 기둥이 비뚤어진 가옥과 같은 것입니다. 그러나 기형이라도 경증輕症인 심장은 마늘 요법으로 병세가 수월하여집니다.

나는 심장이란 펌프가 혈액을 내보내는 능력과 에너지에는 헤아릴 수 없는 무엇이 있다고 생각합니다. 인체의 구석구석의 모세 혈관까지 혈액을 보내는 힘이 있다는 것은 모터로 치면 3마력이나 됩니다.

그 벅찬 역할을 주먹만한 심장이 훌륭하게 수행하고 있습니다.

그러므로 심장의 활동이 약하여지면 혈액을 내보내는 힘이 줄어듭니다. 그러나 약하여지더라도 활동을 계속해야 합니다. 심장에 부담이 가중하게 됩니다. 심장에 부담이 가중하면 열이 일어납니다. 모여드는 혈액, 나가는 혈액이 모두 열을 갖게 됩니다. 그리하여 병이 생기는 것입니다.

마늘에는 혈액을 정화하는 효과가 있다고 말하였습니다. 이 작용이 혈액 안의 열을 내려서 심장의 기능을 회복시킵니다.

차량에 비유하면 오일과 엔진과의 관계입니다. 오일은 혈관이고 엔진은 심장입니다. 심장의 인공이식ㅅㄱ移植이란 수술이 있는데, 심장을 이식하더라도 혈관이 나쁘면 안 됩니다. 엔진을 아무리 교환한들 오일이 불량

하면 크랭크는 곧 고장이 나는 것과 마찬가지입니다. 오일을 양질의 것으로 교환하면 낡은 엔진이라도 순조롭게 움직입니다.

마늘로써 혈관을 청정화淸淨化하여 심장의 병을 치료하십시오. 평소에 마늘을 사용함으로써 심장병을 예방할 수 있음은 물론입니다.

T씨는 대도시에 있는 건축설계 회사의 사장으로 대단히 학구적인 분입니다.

심장이 나빠서 협심증의 발작을 하루에 일곱 번쯤 일으키고 있었습니다.

"나는 이 병으로 결국 죽네."

농담일망정 이런 말을 할 정도였습니다.

모든 치료를 받아 보았으나 효과가 없었다고 스스로 말하고 있습니다.

형님이 의사였으므로,

"의사에 대해서는 잘 알고 있네. 의사는 믿을 수가 없어."

이것은 내가 한 말이 아니라 장본인이 한 말입니다.

형님이 아닌 다른 의사에게 T씨는 심전도心電圖의 검사를 받고 발작을 멈추게 하는 약을 복용하고 있었습니다. 그러고도 하루에 일곱 번쯤 발작을 일으키고 있었습니다.

나에게 마늘 요법의 치료를 받으러 왔을 때에는 그 효과에 대하여 T씨는 매우 연구적이었으며 비판적이었습니다.

T씨는 나의 마늘 요법에 도전하는 마음으로 나의 '제6 마늘 요법'을 받았습니다.

그러나 T씨가 걱정한 바와 같은 병상病狀이 악화하지는 않았으며 오히려 발작의 수효도 줄어들었습니다.

T씨는 나의 마늘 요법 치료를 받으면서도 의사로부터 약을 받아 오고 심전도를 바라보며 자신의 병상을 헤아리고 있었습니다. 말하자면, 나의 마늘 요법과 의사의

치료를 비교하면서 그 결과를 조사하고 있었습니다.

내가 말하기를

"더 이상 약을 복용하는 것은 중지하십시오. 마늘 요법으로 치료해 드리겠습니다."

T씨는 생각하였습니다. 마늘 치료를 받고부터 하루에 일곱 번이던 발작이 두세 번으로 줄어들었습니다. 심전도의 결과를 세밀히 검토하고서는 약을 그만두었습니다.

'제6 마늘 건강 요법'으로 피부가 약한 사람은 마늘의 자극성으로 인하여 피부가 허는 수가 있습니다. 그러한 사람은 가려움중에 효과가 있는 연고 등으로 치료를 하면 어렵지 않게 치료가 됩니다.

T씨도 피부가 헐었습니다. 그러나 그것을 인내해냈습니다. T씨의 치료는 장시일이 요했습니다. 그렇다고는 하나, 약 2개월16회에 발작 현상이 없어졌습니다.

T씨와 같은 사람은 보통 사람들보다 한층 기특한 마

늘 연구자라고 할 수 있겠습니다.

마지막으로, 아무리 영웅호걸이라도 미인이건 추물이건 숨이 끊어지면 심장은 멈추는 법입니다. 아무쪼록 심장을 소중히 하셔야 합니다.

타박증

교통사고交通事故로 목숨을 잃는 수가 매년 증가하고 있습니다. 그러나 사고로 즉사한 사람은 그것으로 끝장이 나는 것이지만 사고의 95퍼센트는 불구자가 되고 폐인이 된다고 하니 놀라운 일입니다. 특히 이런 통계로 봐서 십여 년이 지나면 수백만 명의 불구자가 생기게 될 것입니다. 실로 가공할 일이 아닐 수 없습니다.

사고는 순간적으로 일어납니다. 1초, 2초의 차이에 결정이 납니다. 발로 브레이크를 밟는다고 생각하는 것은 틀린 생각입니다. 혈관으로 브레이크를 밟는다고 생각해야 합니다.

피가 잘 순환하지 않으면 머리가 잘 활동하지 못합니다. 피가 잘 순환하지 않는다는 것은 피가 모자란다는 것입니다.

식욕을 증진하고, 위장을 튼튼히 하여 충분히 먹어야 합니다. 그래서 내가 바라는 바는 마늘로 식욕을 왕성히 하여 항상 건강을 유지해 주십시오, 하는 것입니다.

내가 경찰에게 들은 바에 의하면 교통사고를 일으킨 사람은 대부분이 위 속에 먹은 것이 없는 공복 상태인 사람이 많았다는 것입니다.

아침 식사를 먹지 않는 사람이 있습니다. 점심을 충분히 먹지 않는 사람도 있습니다. 나는 일일 일식주의一日一食主義다 하고 거들먹거리는 사람이 있습니다. 술만 마셔도 요기가 된다, 맥주는 맥즙麥汁이니 밥을 먹은 거나 마찬가지라고 하는 사람이 있습니다.

당찮은 말씀입니다. 이런 사람들은 교통사고 가해자의 후보자들입니다

어쨌든 먹고 볼 일입니다. 먹는다는 것은 곧 사는 것입니다.

삶이란 먹는 것입니다.

살아서 장수하여 완전 운전을 하여 주십시오.

"아침을 먹지 않는 자에게는 핸들을 맡기지 말고 키를 주지 말라." 나의 교통 표어입니다.

교통 전쟁의 주역은 자동차입니다. 그리고 자동차 사고의 대부분은 타박증이라 할 수 있습니다.

탕 하는 순간에, 주로 경부 후두부頸部後頭部의 근육이 활동을 중지합니다.

환부에는 열이 나고 목은 제자리에 돌아오지 않게 됩니다. 목욕탕에 들어가 전신의 혈액 순환을 좋게 하는 것도 효과가 있다고 합니다. 그러나, 이 타박증에도 마늘 요법이 대단한 효험을 나타냅니다.

이것은 주택단지에서 철물상鐵物商을 하고 있는 K씨의 이야기입니다.

K씨가 타고 있던 자동차가 충돌 사고를 내서 K씨는 심한 타박증 환자가 되었습니다. 반년 전 이야기입니다.

입원을 하였습니다만 증상이 여의치 않아 어깨가 쑤시고 의식이 몽롱해졌습니다.

종업원들은,

"우리 주인은 이제 틀렸어."

하고 말하게 되었습니다.

장사가 한창일 때라, K씨가 넘어지면 상점도 위태롭다는 이야기까지 나오게 되었습니다.

그런 K씨를 나는 '제6 마늘 건강 요법'으로 치료를 맡았습니다. 단 한 번의 치료로 K씨의 타박증은 호전되었습니다.

그때의 K씨의 기쁨이 어떠했는지를 상상해 보십시오.

그러나 타박증은 빨리 손을 써야 합니다. 1주일 이내의 경우라면 K씨처럼 한 번만에 호전될 수도 있습니다만, 가령 10년 전의 타박증이라면 7~8회의 치료가 필요합니다.

 눈

눈에는 흰 부분과 검은 부분이 있다는 사실은 누구나 잘 알고 있는 상식입니다.

백이든 흑이든, 붉은 혈액에서 연유한 것으로 그 변화되는 시기에 미열微熱이 발생하면 안질이 됩니다. 단순히 안질이라고 말하나 그 종류는 매우 많은 것입니다.

눈에서 열기를 제거할 수만 있다면 안질은 낫게 됩니다. 안질도 마늘 요법으로 능히 치료합니다. 그러나 장소가 장소인 만큼 신중을 기해야 할 것입니다.

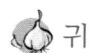 귀

귀라고 하는 기관은 환부患部가 넓고, 크며 급소急所가 많습니다. 치료가 매우 까다로운 부위입니다.

그 급소를 치료하는 포인트가 마늘 요법의 급소이기

도 합니다. 꾸준한 인내로 치료해야 합니다. 물론 가정 요법으로는 불가합니다. 그러나 다만 일반적인 장기 요법으로는 '제1·제2 마늘 건강 요법'을 실행하는 것입니다.

귓병에는 흔히 수술이란 말이 사용되고 있으나 귓병의 원인은 귀의 각 급소에 혈액이 응집凝集하여 열이 발생하는 것입니다.

마늘 요법으로 이 열을 없앨 수가 있습니다.

선천성先天性 난청難聽은 고칠 수가 없습니다만 후천성後天性 난청難聽이라면 고칠 가능성이 있습니다.

축농증蓄膿症

이 병은 '제6 마늘 건강 요법'으로 단기간에 고칠 수 있는 대표적인 것입니다.

"아무리 해도 마누라의 축농증이 낫지 않는 걸, 마늘로 어떻게 할 수 없을까요?"

하는 상담을 받고 고쳐 준 일이 있습니다.

치료는 가정에서는 '제1·제2 마늘 건강 요법'으로 합니다. 나의 마늘연구소에서는 '제3·제6 마늘 건강 요법'을 이용합니다.

'제3 마늘 건강 요법'은 가정요법 중에도 들어 있습니다만 환부가 양눈 부근이므로 신중한 주의가 필요합니다.

이 병은 세 살 때 걸리게 되면 현대 의학으로는 평생 고치지 못한다고 합니다.

앞에서 설명한 바도 있지만, 대체로 안부顔部의 치료는 '미용', '면종面腫'만은 예외로 치고 가정 요법으로는 곤란하다는 점을 명심해 주십시오.

소아 마비小兒痲痺

소아 마비도 뇌성 마비腦性痲痺 이외는 마늘 요법에 의하면 불치의 병은 아닙니다.

근래의 일입니다만, 양친과 언니에게 부축을 받으며 온 여자아이의 일입니다.

 딸만 4자매입니다. 모두 두 살 터울인 셋째 딸입니다. 네 자매가 마치 인형처럼 생긴 귀여운 얼굴들이었습니다. 양친의 말로는 '이번은 아들', '요번만은' 하다가 결국 딸만 넷이랍니다.

 "그렇지만 낳고 보면 역시 귀엽더군요"하며 눈을 가늘게 뜨고 말하였습니다.

 이 여자아이는 소아 마비로 양발을 질질 끌며 불안정하게 걷고 있었습니다. 두 번째의 '제6 마늘 건강 요법'으로 몸의 균형을 바로잡고 발뒷꿈치를 땅에 대고 걸을 수 있게 되었습니다.

 두 번째로 아버지가 회사를 쉬고 온 가족이 부축하고 왔습니다.

 그처럼 빠른 시일 안에 좋은 결과를 얻는 사례도 있습니다. 그러나 소아 마비는 거의 대부분의 경우 상당한 시일이 걸립니다. 소아 마비의 자식을 가진 부모들은 우선 장기전의 각오로 간호에 힘쓸 마음가짐이 필요할 것 같습니다.

뇌성 마비 이외는 포기하지 말고 꿋꿋한 인내로 치료해 주십시오.

피부병皮膚病

앞에서 말한 무좀은 피부병의 대표적인 것입니다.

마른버짐·진버짐·쇠버짐·옴, 그 외에도 여러 가지가 있습니다만 피부병은 대체로 치료가 까다로운 것입니다.

D시에서 온 한 부인입니다.

공립병원에 약 10년을 다니면서 현대 의학의 신세를 졌지만 고치지 못하고 나를 찾아왔습니다. 네 살쯤 되는 여자아이를 데리고, 한여름에도 긴 소매의 블라우스를 입고 여름장갑에 머리에는 가발을 쓰고 있었습니다.

좋은 체격이었습니다만 벚꽃 모양의 무늬가 온 몸을, 머리 끝에서부터 발바닥까지 겹쳐져 빨갛게 된 심한 피부병이었습니다. 절대로 남 앞에는 나가지 않았다는 심정을 이해할 만했습니다.

이 난치병難治病은 네 번 다녀가서 몰라볼 만큼 깨끗이 나았습니다.

처음 찾아왔을 때는 50세 정도를 보였던 것이 실제로는 10세나 더 젊었습니다.

부부가 동반하여 인사를 하러 왔을 때는 "누구시더라?"하고 물을 정도로 딴 사람으로 보였습니다.

진심으로 마늘의 위력에 탄복하였습니다.

성병性病

콜럼버스가 발견한 것은 신대륙과 매독梅毒이었다고 합니다. 전 세계를 정복한 것은 로마 제국도 아니요, 대영 제국도 아닌 성병이었다고 합니다.

전쟁 당시의 이야기입니다. 군속으로 있던 사람인데, 이틀 동안 고향에 출장 왔다 자기 집에 들렀습니다.

부인과 이틀 동안 생활한 남편이 말하였다고 합니다.

"참아 주구려." 말하자면 성병에 걸렸던 것입니다.

부인이 분연히 말했습니다.

"당신은 괜찮겠지만, 나는 어떻게 되는 거지요."

그런데 성병도 여러 가지로 치료해 보았습니다.

3년 전 일입니다.

젊고 고집깨나 있어 보이는 부인에게 팔을 끌리듯하며 27세쯤 된 남자가 들어왔습니다.

음경陰莖 끝 부분이 뭉그러져서 반쯤으로밖에 안 보였습니다. 여기저기에 피가 나와서 마치 산딸기처럼 보였습니다. 그렇게 심한 것은 나도 처음 보았습니다.

그러나 나도 기계를 다루던 사람입니다.

치료 방법을 생각하였습니다. 생각 끝에 환자를 별실別室에 넣고 컴프레서로 마늘액을 환부에 침투시켰습니다.

 환자는 펄펄 뛰었으며 산딸기 같은 곳에서는 검붉은 피가 솟아나왔습니다.

 사나이는 건축 관계의 일을 하고 있다고 하는데, 부인은 치료를 하는 동안 눈썹 하나 까딱하지 않고 대합실에서 기다리고 있었습니다.

 하루 걸러서 두 번째도 부인이 함께 나왔습니다.

 음경은 조수가 빠진 것처럼 부은 증세도 없어지고 전면에 덮여 있던 부스럼 딱지는 3회, 4회의 치료로 모두 깨끗이 없어졌습니다.

 "이젠 지긋지긋합니다. 두 번 다시 바람은 피우지 않으렵니다."라고 술회하였습니다만 응접실에서 꼼짝 않고 기다리고 있던, 보기에도 고집이 세어 보이는 부인과의 사이가 그 후에 어떻게 되었는지 알 길이 없습니다.

🧄 수술 후

뇌종양腦腫瘍은 어려운 병입니다.

두개골을 갈라서 속을 보지 않고는 알 수 없다는 매우 까다로운 병입니다. 뇌 속의 종기입니다.

M시에서 실내장식 회사를 경영하고 있는 분에게 아홉 살짜리 아들이 있었습니다.

어느 날 양친의 부축을 받으며 그 아들이 나의 연구소에 왔습니다. 1974년 12월 5일입니다.

병원에서 머리를 절개하고 이상은 없었으나 상처에 코발트를 쏘인 탓으로 머리털이 하나도 남지 않았습니다. 그런데 이번엔 등에 통증을 일으키자 그곳에도 코발트를 쏘여 위가 타서 밥도 먹지 못하게 되었습니다.

그날 양친이 병원에서 돌아가는 길에 내게로 왔다는 것입니다. 안색도 나쁘고 원기도 없었습니다. 보기에도 애처로웠습니다. 그런데, 마늘 요법을 실행하였더니 돌

제3장 병명과 치료법 _ **203**

아갈 때는 웬걸, 그 아이가,

"아버지 배고파." 하고 말했습니다.

병원 생활 2년에 처음으로 아들에게 희망을 가질 수 있는 소리를 들었다고 양친은 눈물을 흘리면서 기뻐하였습니다.

이 아들은 지금도 때때로 어머니를 따라서 찾아옵니다. 응접실에서 딴 사람이 된 듯이 뛰어노는 것을 볼 때, 마늘이란 참으로 신비한 것이란 생각이 듭니다.

질병에도 종류가 참으로 많습니다.

제발, 건강하고 충실한 나날을 보내 주시기 바랍니다.

몇 번을 되풀이하는 말입니다만, 매일 마늘을 먹고 건강한 몸으로 분투하여 주십시오.

'제1·2 마늘 건강 요법'을 계속하는 것으로 충분합니다. 장기간 계속하면 어떠한 병이라도 극복할 수 있습니다.

제4장

마늘 문답

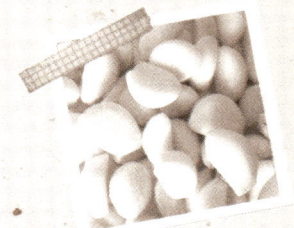

마늘에 관한 여러 질문 중에서 반드시 알아 두어야 할 마늘 상식

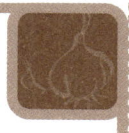

문 **좋은 생마늘을 선택하는 방법을 가르쳐 주십시오.**

답 : 가게에 있는 마늘을 껍질 위에서 누르든가 쥐어 봅니다. 단단하면 좋은 것입니다. 부드럽고 말랑말랑하면 싹이 나 있던가 썩은 것입니다. 물렁물렁할수록 많이 상하였습니다. 위에서 눌렀을 때, 심은 있으나 뭉클하고 두부를 쥐었을 때의 촉감이면 싹은 나 있는 것입니다.

싹이 튼 것은 영양을 싹에 빼앗겼기 때문에, 쪽마늘로서는 효능이 적습니다. 껍질은 있는데 속은 완전히 빈 것이 있습니다. 이 경우는 껍질 위에서 쥐어도 전혀 반응이 없습니다. 표면에 껍질이 많고 두꺼운 것은 어린 마늘입니다. 어린 마늘이란 아직 완전히 발육하지 못한 마늘입니다. 싹도 트지 않았고 썩지도 않은 마늘이지만 성장에 차이가 있습니다. 영양에도 차이가 있습니다.

예를 들면, 성장기에 있는 태아胎兒인 마늘과 열 달을 발육한 마늘과의 차이입니다. 이것은 외관상으로는 표시가 나지 않습니다. 이것은 이모작의 마늘인 관계로 출하出荷 시기를 앞당겼기 때문입니다.

또한, 큰 마늘쪽 사이에 작은 쪽이 끼어 있는 마늘이 있습니다. 마늘에도 이러한 예가 있습니다. 말하자면 아들을 끼고 있는 마늘은 아직 성장하는 마늘입니다. 그러나 모양이 작아도 성장한 마늘이 있고 커도 아직 태아인 마늘도 있습니다. 태아인 마늘도 사용하는 데는 지장이 없습니다.

그러나 태아인 마늘은 썩기 쉬운 결점이 있으므로 빨리 사용하는 것이 좋습니다. 대체로 일모작一毛作인 마늘이 이모작二毛作인 것보다 품질이 우수하다고 합니다.

결국, 그 토지의 자양분을 충분히 흡수한 것이 품질이 좋은 것입니다. 일모작의 마늘은 이 조건에 해당합니다.

문 마늘은 수퍼나 일반 시장에서 싼 값으로 대량 판매하고 있는 수가 있습니다. 일시에 많은 양을 구입하였을 때의 보존 방법을 가르쳐 주십시오.

답 : 가정에서의 보존 방법으로는 통풍이 잘 되는 곳에 매어 달아 두는 것입니다. 6월부터 10월까지는 계속 보존할 수 있습니다. 12월이 지나면 싹이 트기 시작합니다.

1월부터 6월까지는 낱알로 사는 편이 안심입니다. 이 시기는 싹이 트는 때로 2, 3일에 싹이 납니다. 싹이 나면 썩게 되는 일이 있습니다. 그러므로 한꺼번에 많이 사서, 보관해 둘 필요는 없습니다.

마늘은 싹에 영양을 빼앗기므로 사용할 때에는 싹을 잘라 버리고 사용하십시오. 한 통의 마늘에는 여러 개의 쪽알이 들어 있습니다. 사용하는 동안에, 다음 낱알의 싹이 너무 자라게 되어 쓰지 못하게 되는 수가 있습니다. 그러므로 가급적 빨리 사용할 필요가 있습니다.

마늘은 냉장고에 보관하여 두어도 때가 되면 발아發芽합니다. 그러나 가스 냉장고로는 발아 예방이 가능합니다. 그러므로 1월부터 5월 사이의 마늘이 귀할 시기에도 보존할 수 있게 되었습니다.

문 강판에 간 마늘은 시간적으로 어느 정도 보존할 수 있습니까?

답 : 여름에는 3분, 겨울이면 5분입니다. 그 이상의 시간이 경과하면 효능이 낮아집니다. 오블라토에 싸도 마찬가지입니다. 냉장고에 보관하여도 기껏 30분까지입니다.

문 껍질째로의 마늘을 보존하는 방법은 잘 알았습니다만, 껍질을 벗긴 알마늘은 어떻습니까? 냉장고에 보존하면 어떻게 됩니까?

답 : 껍질을 벗긴 알마늘의 보존 기간은 2일입니다. 냉장고에 넣어 두었을 때는 4일까지입니다.

문 껍질을 벗긴 마늘과 절단한 것과는 효능이나 보존 기간에 차이가 있습니까?

답 : 없습니다. 효능이나 보존 기간은 동일합니다. 다만 사용 방법이 다를 뿐입니다.

문 마늘을 꿀에 담근 것, 간장에 담근 것, 마늘술을 친구들로부터 권유받았습니다만, 그 효과에 대하여 말씀하여 주십시오.

답 : 폐라도 끼치게 되면 곤란하기 때문에 비판은 삼가고 싶습니다만, 꼭 대답을 한다면 나는 다음과 같이 대답하겠습니다. 꿀에 담근 것은 맛으로 봐서 감미甘味는 마늘과는 맞지 않는다고 생각합니다.

더욱이 어떠한 방법으로 담근 것인지 알 수 없으니, 나로서는 더 이상 말씀드리지 못하겠습니다.

간장에 담근 것은 맛이 짜고 단맛이 없습니다. 담근 기간이 8개월이면 효력은 좋습니다. 다만 공기에 노출되어 검은색으로 변한 것은 못 씁니다. 마늘술은 술에 마늘을 갈아서 넣거나 고형인 채로 쪽마늘을 넣거나, 그 중의 하나일 것입니다.

아마, 술은 소주이겠지요. 갈은 마늘이 다소 효과가 좋을 것입니다. 그러나 '제1 마늘 건강 요법'이 100%의 지력이라면 갈은 마늘을 넣은 술은 15%의 효과이고 쪽마늘 채로의 벗긴 마늘은 5%의 효과밖에는 기대할 수 없을 것입니다.

소주에 마늘 냄새가 섞입니다. 몸이 훈훈해지는 것도 소주 때문입니다. 마늘술을 만들 때는 이 점을 참고하여 주십시오. 참고로 다음에 가장 간단하게 마늘술 만드는 방법을 소개하겠습니다.

마늘술 만드는 방법

※ 벗긴 마늘을 사용하는 법

① 깐 알마늘을 30개 정도 준비합니다.
② 껍질을 벗겨서 양끝을 절단한 것을 그늘에 말려서 물기를 없앱니다.
③ 유리병 등의 용기에 설탕 6백 그램, 35도의 소주 1.8리터의 비율로 ②의 마늘을 담급니다.

이대로 약 2개월간 어두운 장소에 저장하면 음용飮用할 수 있습니다. 그러나, 충분히 성숙시키기 위해서는 다시 2개월, 도합 4개월 이상의 기간이 필요합니다.

※ 강판에 간 마늘을 사용하는 법

① 간 마늘 5컵5홉 ② 소주 6컵6홉 ③ 설탕 1컵1홉

이상의 비율로 담가서 어두운 장소에서 3개월 정도 저장하면 완성됩니다. 1년쯤 저장한다면 상품이 됩니다. 완성되면 담황색淡黃色이 됩니다.

복용법은 냄새가 강하기 때문에 마늘술만을 마시기보다는 다른 과실주와 칵테일로 하여 이용하는 편이 풍미도 있고 좋을 듯합니다.

약으로써의 효용 범위는 대단히 넓고 보정補精·강장强壯·신경 안정·건위健胃 이뇨利尿, 몸을 덥게 하는 등 우수한 약효가 있으며, 예로부터 만능의 신약으로써 널리 알려져 왔습니다.

문 그 외에도 마늘을 재료로 하는 것들이 있는데, 그 효과는 어떻습니까?

답 : 마늘로써 만든 의약품이나 식품食品 등이 효력이 있다는 것은 옛날부터 널리 알려져 있습니다. 그러나, 마늘을 재료로 한 가공품은 생마늘의 효과에는 미치지

못할 것입니다.

> 문 마늘의 분량이 지나치면 간장肝腸을 헤치거나 당뇨병에도 역효과라고 어느 여성 잡지에서 읽었습니다. 나는 당뇨병의 증세가 약간 있는데 걱정이 됩니다.

답 : 모든 일에는 정도라는 것이 있습니다. 쌀밥이라도 과식을 하면 배탈이 나는 법입니다. 적의 적량適宜適量이라는 것이 있습니다. 무턱대고 양을 많이 하는 것은 잘못이고 게다가 나의 방법을 지키지 않기 때문에 문제가 생기는 것입니다.

상세한 것은 이 책을 읽으면 알겠지만, 특히 물을 마시지 않는 것과 마늘의 분량을 지키지 않는 데서 문제가 생깁니다. 마늘의 분량이 많으면 내부에 질환疾患이 발생합니다. 나의 방법을 지켜 주시면 간장과 당뇨병에도 효과가 있습니다.

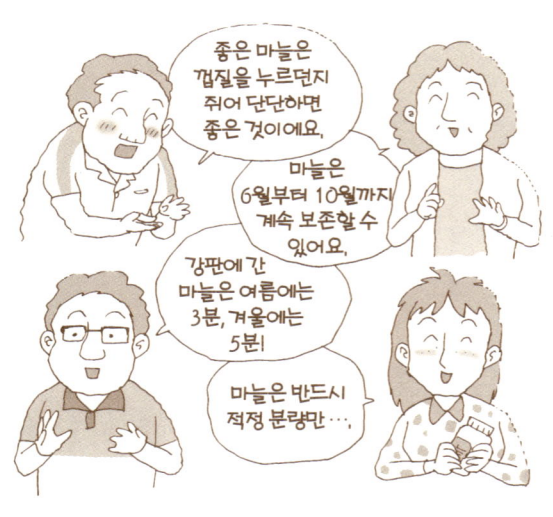

문 선생은 마늘과 함께 물을 많이 마시라고 하는데 그러면 위액을 묽게 하여 오히려 위를 해치지 않을까요?

답 : 위액은 걱정 없습니다. 마신 물은 곧 오줌으로 배설됩니다. 내 방법에 따라 물을 마시면 오히려 건강에 도움이 됩니다.

건강하지 못한 위에는 두 가지가 있습니다.

오므라진 채로 불룩하게 되지 않는 위와, 위확장처럼 오므라들지 않고 불룩해 있는 위, 이 두 가지입니다.

어느 편이나 열熱이 있습니다. 확실히 물을 마시지 않으면 열을 몰아내지 못합니다. 내 방법으로 물을 마시면 이것으로 오므라진 위는 신장伸長하는 힘을 갖게 되고 부어서 불룩한 위는 움츠러지는 힘을 갖게 됩니다. 그래서 물을 마십니다.

물을 좋아하지 않는 사람이 이런 걱정을 합니다.

그러나 건강한 사람은 냉수를 벌컥벌컥 마십니다.

내가 제시하는 냉수 마시는 법과 '제1·제2 마늘 요법'으로 소화가 좋아집니다. 그 증거로는 자신의 대변을 보면 알 수 있습니다.

위액의 걱정은, 하실 필요가 없습니다.

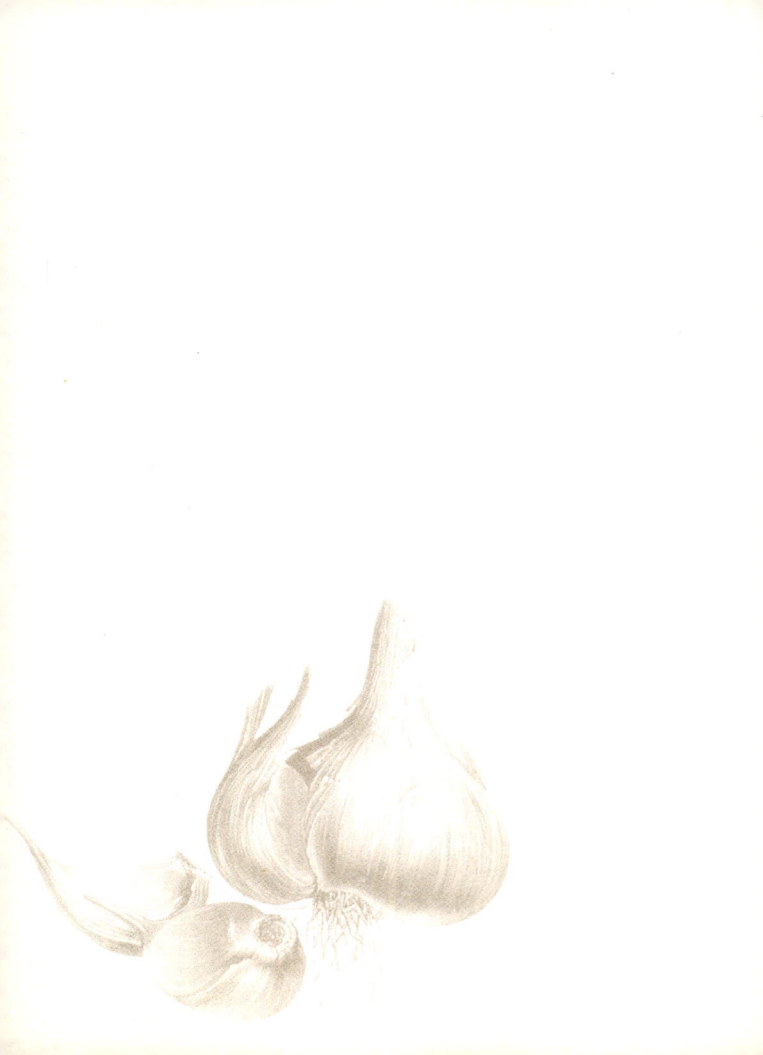

제 **5** 장

우리의 생활과 마늘

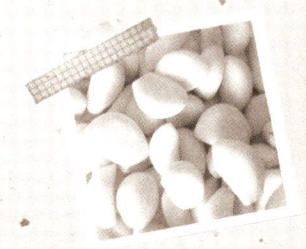

- 마늘의 애용으로 공해도 극복
- 체력 증진 그 밖의 좋은 점

마늘의 애용으로 공해(公害)도 극복
체력 증진 그 밖에 좋은 점

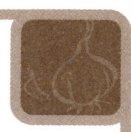

우리들의 생활에 무엇보다도 필요한 것은 건강입니다. 그 생활에 마늘을 이용한다는 것은 건강상 대단히 효과적입니다.

영웅호색(英雄好色)이란 말이 있습니다만, 이것은 영웅에 색광(色狂)이 많다는 뜻은 아닙니다. 왕성한 체력이야말로 활동력의 원천이란 것입니다.

초로(初老)를 넘어서도 대활약(大活躍)을 하는 사람으로서 성에 약한 이는 없습니다.

"아침에, 잠이 깨어서 남성의 심볼이 일어서지 않는 자에겐 돈을 빌려 주지 말라." 라는 말도 있을 정도입니다.

모두가 건강입니다. 그런데, 내가 어렸을 때는 약을 복용하는 것은 환자뿐이었는데 오늘날에는 건강한 사람까지 약을 애용하고 있습니다.

그러나 약이란 것은 분별 없이 남용할 것이 못 됩니다. 약의 정체와 성질을 알고 신중히 사용할 필요가 있습니다.

약을 이해하고 잘 이용하면 효과가 있습니다만 오용하면 해를 입을 뿐 아니라 잘못하면 생명이 위험합니다.

약은 질병을 예방하고 치료하는 것이지만 사람의 신체란 원래 병을 예방하고 낫게 하는 기능을 가지고 있습니다.

약은 그 기능을 도우며 인체는 약이라는 지원군을 얻어서 병을 정복하게 되는 것입니다.

사람이 질병에 대한 저항력을 가지게 되는 것은 영양榮養·섭생攝生·휴양休養·정신 안정精神安靜 등의 덕분입니다. 사람이 질병에 이기려면 약보다도 오히려 인간의 힘을 평소부터 중요히 여기고 기르는 데 힘써야 합니다.

따라서 약에 지나치게 의존하는 나머지 체력 양성을 게을리한다면 질병은 고쳐지기 어려울 뿐만 아니라 약의 효과도 기대하기 어렵습니다.

내가 잘 아는 병원의 한 원장이 말하기를, "병이 나서 병원을 찾는 것도 좋겠지마는 병에 걸리지 않는 노력이 제일이다."라고 합니다.

내가 알고 있는 M씨는 건강 상태가 좋지 못하여 항상 3, 4종류의 약을 준비하고 다닙니다. 최근에는 약값도 비싸졌다고 한탄하고 있습니다.

약의 문제에 관련하여 당연히 의료비의 문제가 생깁니다. 우리들의 일상 생활에 있어서도 의료비는 경제적으로 큰 영향을 미칩니다.

또한 무역면에 있어서도 의약은 경제와 관계를 맺고 있습니다. 우리의 제약계製藥界는 높은 수준에 도달해 있습니다만, 아직 외국으로부터 약품을 수입하고 있습니다.

그리고 외국의 발명과 발견에 대하여 특허료를 지불하고 있는 것도 많습니다.

나는 누구 앞에서라도 떳떳이 이렇게 말할 수 있습니다.

"마늘을 먹음으로써 보다 많은 영양가를 섭취할 수 있습니다. 정력이 향상되어 일의 능률이 높아집니다. 식욕이 왕성해집니다. 음식물을 남기지 않고 다 먹게 됩니다. 경제적입니다. 건강해지고 병에 걸리지 않습니다. 약값이 들지 않습니다."

그런데 마늘이 교통전쟁에 효능을 발휘한다고 말씀드리면 여러분은 매우 기이한 발언이라고 생각하실 겁니다. 마늘의 가정 요법으로 교통사고를 예방할 수 있습니다.

우리의 생활은 자동차와 전철이라고 하는 맹수猛獸에 포위되어 있습니다. 때로는 하늘에서까지도 비행기가 떨어집니다. 여러분의 친지 중에서도 교통사고로 피해를 입은 분이 있을 줄 압니다.

피해자는 사망·불구·경제적 손실·정신이상 등, 심한 고뇌를 겪게 되고 가해자 또한 경제적 부담과 침울한 나날, 사회적 탈락의 전도를 걷지 않으면 안 됩니다.

이 지옥을 초래한 원인은 대부분이 현대인의 초조와 정신불안으로부터 유래한 것입니다.

운전사들의 무리한 앞지르기, 불필요한 과속, 부주의한 운전은 피를 부르는 사신死神의 부르짖음입니다.

사고를 일으키는 운전사의 위를 검사하여 보면 음식물의 양이 부족합니다. 비어 있는 위가 사고와 관계를 맺고 있습니다.

마늘 요법으로 위를 건강하게 하고 정신의 안정을 유지합시다. 마늘이 교통전쟁에 효능을 발휘합니다. 교통전쟁과 함께 우리 생활에 비극을 가지고 오는 것은 가공할 공해公害입니다.

우리 국토는 좁아지고 공장은 많아져서 교통 기관도 증대하여졌습니다. 악취惡臭, 악액惡液, 연해煙害, 그리고 소음 등 비참한 공해는 증가 일로에 있습니다.

우리에게는 일조권日照權이 있습니다.

태양의 광선을 평등하게 받으며 맑은 공기를 마시면 건강은 자연히 유지되는 법입니다. 그러나 우리들의 생활은 이상적인 환경과는 매우 먼 거리에 놓여 있는 것이 현실입니다.

의학에 '예방의학' 이란 한 부문이 있습니다.

예방의학이란 신체를 건강하게 할 것을 연구하는 학문입니다. 이 예방의학을 연구하는 것이 건강법의 중요한 과제課題라고 나는 생각하고 있습니다.

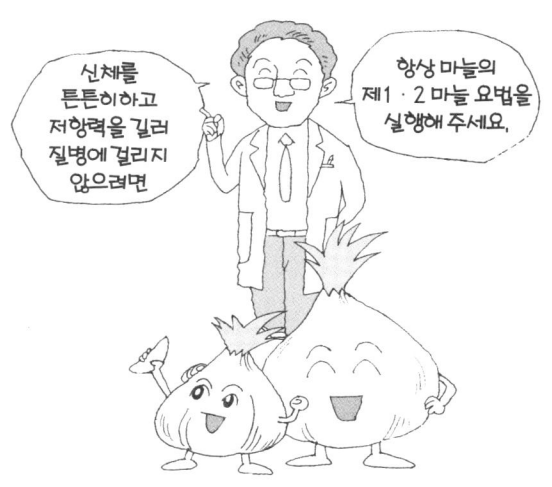

뮈니 뮈니 해도 병에 걸리지 않는 연구가 제일입니다.

어떻게 하면 병을 앓지 않고 살 수 있을 것인가?

저항 요법이란 말이 있습니다. 무슨 말인가 하면 이것은 요컨대, 신체를 강건히 하여 질병에 걸리지 않는 것입니다.

예를 들면, 중독문제中毒問題를 두고 말하더라도 동일

한 음식물을 동일한 조건으로 먹었는데도 병에 걸리는 사람과 그렇지 않은 사람이 있는 것은 신체의 강약, 저항력의 유무에 의하는 것입니다.

같은 일을 하면서 한 사람은 지쳐 버리고 또 한 사람은 아무렇지 않은 것은 역시 체력과 저항력의 차이에서 오는 것입니다. 더욱이 사무 관계에 종사하는 사람은 운동 부족, 식욕 부진으로 몸이 약해지기 쉽습니다.

신체를 튼튼히 하고 저항력을 길러서 질병에 걸리지 않도록 하려면 항상 '제1 마늘 건강 요법' '제2 마늘 건강 요법'을 가정에서 실행하는 일입니다.

우리는 공해 속에서 살고 있습니다.

마늘 요법으로 신체를 단련하여 어떠한 공해에도 견디어낼 수 있는 건강한 신체를 만듭시다.

기적의 마늘 건강 요법

2011년 5월 20일 초판 1쇄 발행
2014년 4월 20일 초판 3쇄 발행

■
지은이 **가토 요시오**
옮긴이 **박 남 수**

■
펴낸곳 **아이템북스**
펴낸이 **박 효 완**
디자인 **김 영 숙**

■
출판등록 2001년 8월 7일
등록번호 제2-3387호
주   소 서울시 마포구 서교동 444-15

※ 잘못된 책은 바꿔 드립니다.